Dr. med. Reinhard Schneiderhan

ENDLICH SCHMERZFREI!

Neue Strategien gegen Rückenschmerzen

Dr. med. Reinhard Schneiderhan

ENDLICH SCHMERZFREI!

Neue Strategien gegen Rückenschmerzen

Klaus Oberbeil Verlag

INHALT

Der Schmerzursache auf der Spur
DIE DIAGNOSE GIBT AUFSCHLUSS

Von der Krankengymnastik bis zur Bandscheibenprothese
THERAPIEN GEGEN DEN SCHMERZ

Dr. med. Reinhard Schneiderhan

ENDLICH SCHMERZFREI! NEUE STRATEGIEN GEGEN RÜCKENSCHMERZEN

Die besten Therapien für Ihre Wirbelsäule

DANK

Ich danke meiner Familie für ihre Unterstützung bei der Entstehung dieses Buches, insbesondere meiner Frau Anke für viele wertvolle Anregungen.

Ich danke meinem Verleger für die professionelle Betreuung des Buchprojekts und meinen Mitarbeiterinnen Dorothea Cerpnjak und Anja Schnurrer-Koutny für das kritische Lektorat und die Bildregie.

Besonderer Dank gilt meinem Praxisteam und den ärztlichen Kolleginnen und Kollegen. Mit unermüdlichem Einsatz ermöglichen sie Tag für Tag die gemeinsame Umsetzung meines Leitbildes: Patienten durch interdisziplinäre Wirbelsäulenmedizin von ihren Schmerzen zu befreien.

VORWORT

Seit ziemlich genau 20 Jahren bin ich als Orthopäde niedergelassen. Zunächst als Arzt in einer Gemeinschaftspraxis, seit 17 Jahren nun in eigener Praxisklinik in München/Taufkirchen. Die Wirbelsäule, ihre anspruchsvolle Diagnostik und die therapeutischen Herausforderungen haben mich immer fasziniert. Als junger Orthopäde bin ich bei Wirbelsäulenschmerzpatienten immer sehr schnell an meine medizinischen Grenzen gestoßen. Deshalb habe ich mich auf dem Gebiet der Wirbelsäulenschmerztherapie bald intensiv fortgebildet. Zahlreiche Auslandsaufenthalte und Hospitationen in Wirbelsäulenkliniken weltweit haben mir Einblicke in die Behandlungsmethoden internationaler Spezialisten gewährt und es mir ermöglicht, ein exzellentes Netzwerk hoch spezialisierter Kollegen in der ganzen Welt aufzubauen. Dieses Netzwerk kommt mir bei der Weiterentwicklung unserer Therapiemethoden und bei schwierigen Fragestellungen immer wieder zugute. Durch meine Tätigkeit in Verbänden wie dem World Institute of Pain (WIP) und der International Society for Minimal Intervention in Spinal Surgery (ISMISS) steht mein gesamtes Ärzteteam in intensivem Erfahrungsaustausch mit Spezialeinrichtungen weltweit.

Als ärztlicher Leiter des regionalen Schmerzzentrums DGS München-Taufkirchen sowie als Präsident der Wirbelsäulenliga werde ich täglich mit leidvollen Patientenschicksalen konfrontiert. Noch heute hören Patienten Aussagen von Ärzten wie diese:
„Wenn Sie sich nicht bald operieren lassen, dann sitzen Sie in einem Jahr im Rollstuhl."
„Mit diesen Beschwerden müssen Sie in Ihrem Alter leben."
„Sehen Sie zu, dass Sie sich mit diesen Schmerzen arrangieren."
„Opiate machen süchtig: Wollen Sie das sich und Ihrer Familie antun?"
So etwas braucht man nicht mehr hinzunehmen. Heute kann jeder Schmerzpatient auf Linderung oder Heilung vertrauen. Mit diesem Buch möchte ich zeigen, dass es immer einen Ausweg gibt.

In unseren Medizinischen Versorgungszentren wurden seit 1996 mehr als 70.000 Patienten behandelt, ein relativ großer Teil von ihnen ist aus dem Ausland zu uns gekommen. Jede Woche erreichen uns mehr als 300 Anfragen von Hilfe suchenden Schmerzpatienten über das Internet. Unsere regelmäßigen Patienteninformationsveranstaltungen sind stets gut besucht – der Informationsbedarf ist also nach wie vor sehr groß.

Dieses Buch bündelt Antworten auf Fragen, die uns am häufigsten gestellt werden. Es zeigt, welche aktuellen Neuerungen es im Bereich der minimal-invasiven Therapiemethoden gibt und verschafft einen Überblick über innovative Behandlungskonzepte wie die multimodale Schmerztherapie und die Interdisziplinäre Diagnostik und Therapie. Dies sind erstzunehmende Alternativen zu den klassischen operativen Behandlungsmaßnahmen, die leider immer noch viel zu häufig Anwendung finden.

Ich habe in meinem ersten Buch „Dein Rücken: Endlich schmerzfrei" (2007) von elf Patienten berichtet, deren Leidesgeschichte und erfolgeiche Therapie mir exemplarisch erschienen. Entsprechend der Weiterentwicklung unserer Behandlungsvielfalt und Ergänzung neuer minimal-invasiver und mikrochirurgischer Operationsverfahren müsste ich heute von über dreißig unterschiedlichen Patienten sprechen. Die spannendsten und bemerkenswertesten zwölf von ihnen stelle ich exemplarisch vor.

Die Rahmenbedingungen, unter denen Schmerztherapie heute stattfindet, unterscheiden sich gravierend von 2007. Das Leistungsverhalten gesetzlicher, aber auch privater Krankenversicherungen hat sich verändert. Es gibt neue sinnvolle und leider viele unsinnige Empfehlungen und Leitlinien für die Behandlung. In Medien und Öffentlichkeit wird gegenwärtig heftig über zu viele Rückenoperationen in Deutschland diskutiert.

In diesem Buch gehe ich wiederholt auf die Frage ein: „Wird am Rücken zu oft operiert?" Wenn Sie es aus der Hand legen, sollten Sie meine Haltung zu diesem Thema kennen. Vorab darf ich Ihnen an dieser Stelle bereits verraten, dass Ihnen ein klares „Ja" dazu ebenso begegnen wird wie ein einschränkendes „Nein".

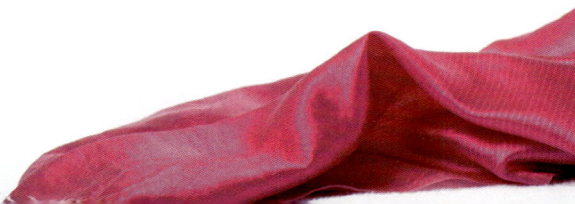

ANMUT UND HALTUNG:
DER GESUNDE RÜCKEN

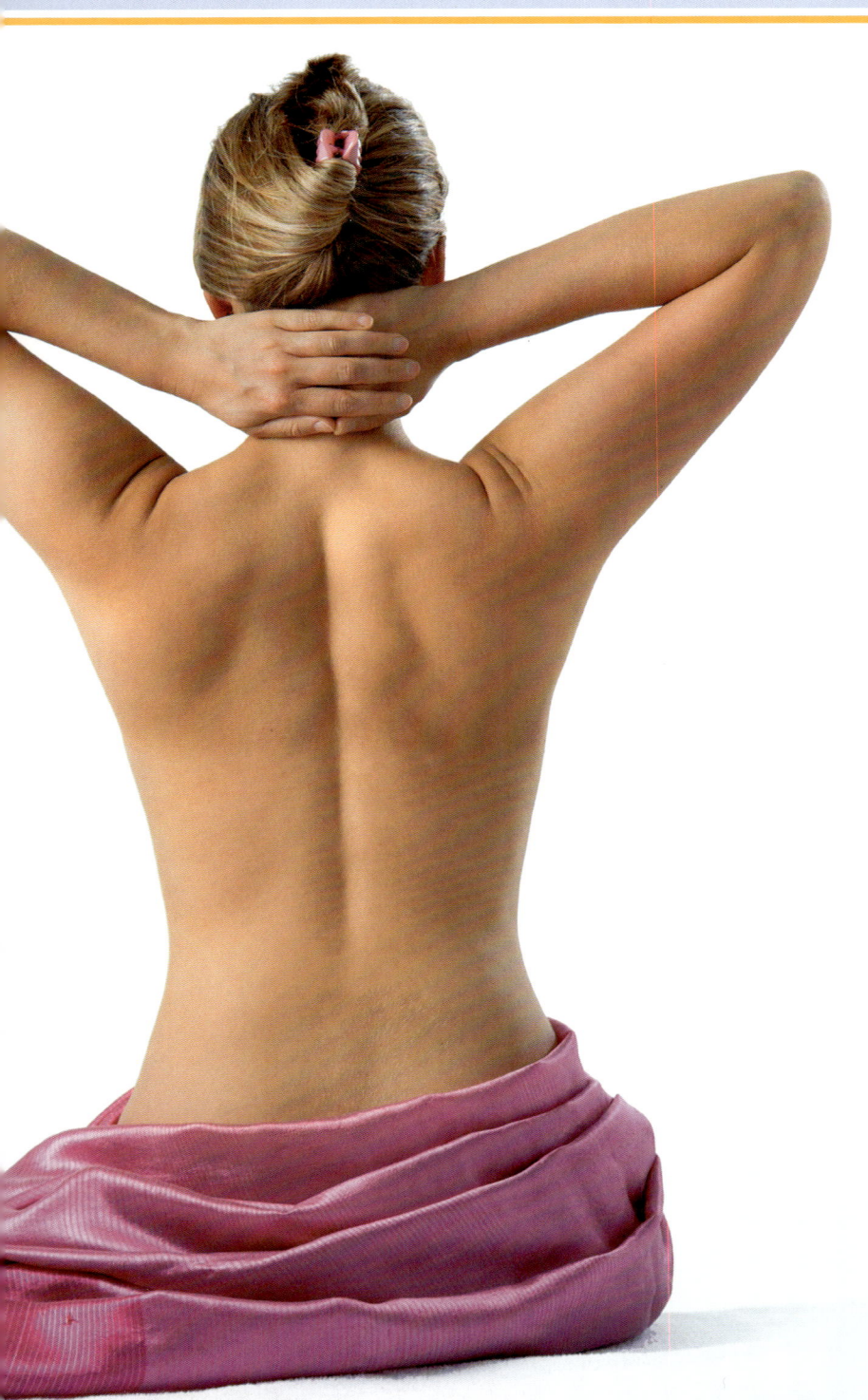

Interdisziplinäre Therapien

REVOLUTION GEGEN DEN RÜCKENSCHMERZ

Rückenschmerzen können unerträglich sein, das Leben zur Hölle machen. Leider sind die Ursachen oft nur schwer zu ergründen, zu mannigfaltig sind die Schmerzquellen. Die Liste ist lang:

— Bandscheibenvorfälle
— Wirbelkanalverengungen
— Knochenbrüche oder –frakturen
— Muskelverspannungen
— Wirbelsäulenarthritis
— Nervenentzündungen
— Übergewicht
— ungünstige Körperhaltung
— Fehlbelastungen
— Depressive Verstimmungen

Und vieles mehr. Nicht selten sind Begleiterkrankungen wie Rheuma, Krebserkrankungen, Multiple Sklerose oder Muskelerkrankungen Ursache von Rückenbeschwerden. Der Weg zum Hausarzt bringt gegebenenfalls keine eindeutige Klärung. Nach einer ersten Diagnose erhält der Patient womöglich ein Schmerzmittel. Doch Tabletten helfen meist nur bedingt. Es folgt die Überweisung zum Orthopäden, der womöglich eine Osteoporose feststellt, sich aber offenhält, ob es sich nicht um ein Verschleißleiden, eine Muskelverspannung oder eine Wirbelgelenksblockierung handeln könnte.

Ebenso kann es sein, dass eine traumatische Ursache wie etwa ein Sturz oder eine Zerrung zu Reizungen der Schmerzrezeptoren führt.

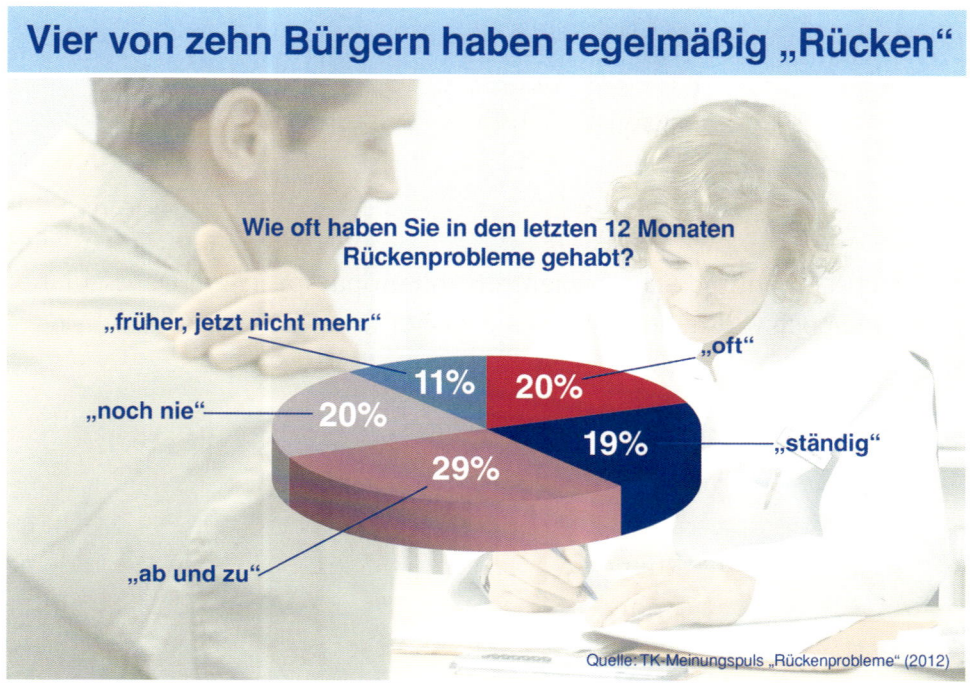

Vier von zehn Bürgern haben regelmäßig „Rücken"

Wie oft haben Sie in den letzten 12 Monaten
Rückenprobleme gehabt?

„früher, jetzt nicht mehr"

„noch nie"

„oft"

11%

20%

20%

19%

„ständig"

29%

„ab und zu"

Quelle: TK-Meinungspuls „Rückenprobleme" (2012)

VOM ORTHOPÄDEN ZUM PHYSIOTHERAPEUTEN

Danach beginnt nicht selten der Leidensweg durch die Instanzen der medizinischen Künste. Ultraschall, Röntgen, Computertomogramm oder Kernspin bringen keinen eindeutigen Befund, der Internist entnimmt dem Blutbild lediglich einen Kalziummangel. Der Neurologe mutmaßt, dass die Schmerzen eine emotionale Ursache haben könnten und empfiehlt den Weg in die Psychotherapie. Ein Orthopäde dringt auf eine Operation, was der Patient ablehnt. Behandlungen bei diversen Krankengymnasten und Physiotherapeuten lindern die Schmerzen ebenso wenig.

Erst spät erfährt der Betroffene von dem neuen Konzept in der Behandlung von Rückenproblemen: der interdisziplinären Diagnostik und Therapie. Sie basiert auf dem Grundsatz, dass der Mensch ein Ganzes, eine Ein-

heit ist, und dass einzelne Symptome nicht unbedingt auf die wirkliche Ursache von Beschwerden hinweisen und entsprechend behandelt werden sollten, etwa mit Medikamenten oder anderen ärztlichen Behandlungen. Sondern dass mehrere Ursachen zusammenwirken, die oft im Verborgenen liegen und einen präzisen Befund erschweren. Interdisziplinäre Therapien sind in den USA längst bewährte Standardbehandlung an vielen Hochschulen und Schmerzzentren. In Europa, speziell in Deutschland, aber eine noch weitgehend unbekannte ärztliche Disziplin.

WAS BEDEUTET INTERDISZIPLINÄRE THERAPIE?

Ganz im Gegensatz zu den üblichen Behandlungen einzelner Ärzte steht hier der Patient im Mittelpunkt einer Gruppe beratender und behandelnder Ärzte, die – je nach ihrer disziplinären Zuordnung – zu Diagnose und Therapie beitragen. Dies im Idealfall unter einem Dach. Der Patient muss also nicht mit Arztbrief und Befunden das Haus verlassen, sich bei einem anderen Fachmediziner einen Termin besorgen, eventuell lange warten, um schließlich einen weiteren singulären Rat einzuholen. Weil die Kostenexplosion gerade bei Rückenbehandlungen erschreckend ist, und die Heilerfolge bei interdisziplinären Therapien so ermutigend hoch, gilt diese innovative Kollektivdisziplin als neuer Trend in der Behandlung von Frauen und Männern, die unter quälenden Rückenschmerzen leiden. Führende Fachgesellschaften empfehlen heute dieses interdisziplinäre Vorgehen.

HELFEN & HEILEN
IM INTERDISZIPLINÄREN ÄRZTETEAM

❏ Unter interdisziplinärer Therapie versteht man die gemeinsame Arbeit einer Gruppe von Experten aus unterschiedlichen medizinischen Fachgebieten, die koordiniert an der Diagnose und der Behandlung eines Patienten arbeiten.

❏ Unter einem intradisziplinären Team versteht man mehrere Mediziner aus einem einzigen Fachgebiet, die sich gemeinsam dem Patienten widmen.

❏ Ein multidisziplinäres Team besteht aus Experten verschiedener Fachrichtungen.

❏ Ein trans- oder multidisziplinäres Team ist eine Gruppe von Fachmedizinern aus verschiedenen Gebieten, die Diagnose- und Therapiepläne entwickeln, mit dem Ziel, dem Patienten die absolut optimale Behandlung zukommen zu lassen.

In den USA, auf vielen Fachgebieten tonangebend für innovative Behandlungsmethoden, etablieren sich in immer mehr Universitäten solche Inter-Teams zum Wohle der Patienten, speziell wenn es um schwer lösbare Fälle geht, wie sie in der Behandlung chronischer Rückenschmerzen immer wieder vorkommen. Im West Haven – Yale Multidimensional Pain Management werden Patienten mit einem standardisierten Fragebogen drei Gruppen von Betroffenen zugeordnet:

❶ **Dysfunctional:** Die Personen in dieser Gruppe haben Probleme, sich überhaupt noch alltagskonform zu verhalten. Sie berichten in ihren Fragebögen über eine extrem hohe Schmerzintensität, massive Schmerzschübe im Verlauf eines einzigen Tages und mitunter unerträglichen emotionalen Stress. Sie haben Schwierigkeiten, ihr Leben im Griff zu behalten und sind antriebsarm bis vollkommen passiv. In den U.S.-Zentren für chronische Schmerzen rekrutieren sich etwa 42 Prozent dieser Patienten.

❷ Mangelnde soziale Bindungen: Personen aus dieser Fragebogen-gruppe klagen über mangelnde Zuwendung von Seiten ihres Part-ners oder generell ihrer sozialen Umgebung, vor allem dann, wenn sie sich über ihre Schmerzen austauschen wollen. Diese Gruppe um-fasst 20 Prozent der Patienten.

❸ Erträgliche Schmerzen: In dieser Gruppe finden sich Personen mit erträglichen Schmerzbelastungen im Laufe des Tages, ebenso er-träglichem emotionalen Stress und einer ausgeprägten Fähigkeit, die Herausforderungen des Alltags zu bewältigen. Diese Gruppe macht ebenfalls 20 Prozent der Befragten aus.

Im Eugene McDermott Center for Pain Management am University of Texas Southwestern Medical Center in Dallas werden die Patienten in auf-einander folgenden Behandlungen von Schmerzexperten, Psychologen, physikalischen Therapeuten, Neurologen, Radiologen, Physiotherapeuten und anderen Spezialisten untersucht. Professor Carl Noe, Anästhesiologe und Chef der Abteilung für Schmerzmanagement: „Chronische Rücken-schmerzen lösen fast immer einen Dominoeffekt aus, mit Beschwerden im psychologischen kognitiven Bereich. Es kommt zu Angstzuständen, De-pressionen, Verstimmungen oder Schlafstörungen. Deshalb ist es wenig zweckmäßig, wenn die Schmerzursache beispielsweise lediglich im Be-reich einer Bandscheibe gesucht wird. Die Bandscheibe kann depressive Verstimmungen auslösen, ebenso gut aber können auch Depressionen zu einem Bandscheibenleiden führen, eventuell durch eine ständige Fehlhal-tung mit Verkrümmung der Wirbelsäule.

THERAPIEERFOLGE

❑ Laut einer Bewertung der Individual Cognitive Behavorial Therapy (CBT) vom April 2012 sind die Langzeiterfolge bei interdisziplinärer Behandlung gegenüber Einzeltherapien ausgesprochen erfreulich.

❑ Die fortschrittlichsten Therapien bietet derzeit das Pain Management Center der international renommierten Stanford University School of Medicine in Stanford in Kalifornien an. Auch das weltberühmte Harvard University Medical Center, die namhafte U.S. Army Health Clinic in Honolulu (Hawaii), das National Pain Research Institute in Orlando (US-Staat Florida) und andere Schmerzzentren behandeln chronisch Schmerzgeplagte erfolgreich nach den neuen interdisziplinären Richtlinien.

❑ Auch in Deutschland hält das neue Therapieprinzip inzwischen erfreulicherweise Einzug. Gesellschaften wie die Wirbelsäulenliga e.V. oder die Deutsche Gesellschaft für Schmerzmedizin e.V. sowie einige Universitätskliniken setzen sich für die flächendeckende Anwendung des innovativen Konzepts ein. und haben es maßgeblich weiterentwickelt.

VOLKSKRANKHEIT RÜCKENSCHMERZEN

Ein Leben im Fernsehsessel, im Autositz, vor dem Computer, in meist gekrümmter Haltung – vom physiologisch sinnvollen aufrechten Gang und den federnden Bewegungen des Urmenschen ist bei uns oft nur wenig übriggeblieben. Dabei ist diese Abweichung vom uns genetisch mitgegebenen Urbild eine große Belastung für unseren Rücken. Die Errungenschaften der Zivilisation haben es mit sich gebracht, dass sich Rückenleiden in den vergangenen 30 Jahren nahezu verzehnfacht haben. Laut der Gesundheitsberichterstattung des Bundes leiden 84 Prozent aller Deutschen mindestens einmal im Jahr unter Schmerzen. Rund acht Millionen Frauen

und Männer in Deutschland haben Schmerzen, die behandelt werden müssen. Jeder zweite Orthopädiepatient und jeder zehnte Allgemeinmedizinpatient sucht eine Arztpraxis wegen Rückenschmerzen auf. Neben Schmerz durch Krebsleiden stehen chronische Rückenschmerzen an zweiter Stelle der Schmerzstatistik. In diese Gruppe gehören vor allem immer wiederkehrende Hals-, Nacken-, Schulter und Rückenschmerzen: Davon sind Frauen häufiger betroffen als Männer.

In Arztpraxen gehören Rückenschmerzen zu den am häufigsten von Patienten berichteten Beschwerden. Intensive Schmerzen mit Funktionsbeeinträchtigungen aufgrund von Rückenschmerzen betreffen 20 Prozent der deutschen Erwachsenen. 10 Prozent geben an, unter Schmerzen mit hoher Intensität und Beeinträchtigung zu leiden. Lediglich rund 15 Prozent aller Betroffenen leiden unter spezifischen Rückenschmerzen, also unter Schmerzen mit eindeutiger Ursache, wie z.B. einem Bandscheibenvorfall, einer Spinalkanalverengung, instabilen Wirbelsäulensegmenten oder entzündlichen Erkrankungen. Bei etwa 85 Prozent der Patienten hingegen tritt ein nichtspezifischer Rückenschmerz auf, dessen Ursachen sich nur schwer feststellen lassen.

Die meisten Betroffenen behandeln ihre Rückenschmerzen zunächst selbst, mit gutem Erfolg: Ein Großteil der Rückenschmerzen bildet sich innerhalb von sechs bis acht Wochen zurück. 8-10 Prozent der Patienten erleben eine Chronifizierung. Wenn die Schmerzen nicht binnen zwölf Wochen abklingen, drohen ein langer Leidensweg und zu allem ohnehin schon vorhandenen Leid noch psychische Erkrankungen wie Depressionen oder Angstneurosen. Auch eine Verbindung von Rückenschmerzen und Herz-Kreislauferkrankungen ist bekannt.

Rückenschmerzen sind eine Volkskrankheit, die enorme Kosten verursacht. In Deutschland belaufen sie sich auf knapp 50 Milliarden Euro pro Jahr für die Behandlung von Rückenschmerzen bei Patienten im Alter zwischen 18

und 45 Jahren. Der größte Teil (85 Prozent) der insgesamt noch höheren indirekten Kosten von Rückenschmerzen ergeben sich aus der Erwerbsunfähigkeit der Betroffenen. Die Gruppe der Erwerbsunfähigen wiederum besteht aus einem großen Anteil chronisch Kranker.

Gesundheitswesen, Wirtschaft und Politik haben vor diesem Hintergrund ein lebhaftes Interesse daran, die Chronifizierung von Rückenschmerzen zu vermeiden. Weil chronische Schmerzen als bio-psycho-soziale Erscheinungen anzusehen sind, sind die üblichen Therapien auf Dauer nicht selten wirkungslos. Deshalb wird der Ruf nach interdisziplinären Behandlungsformen zusehends lauter.

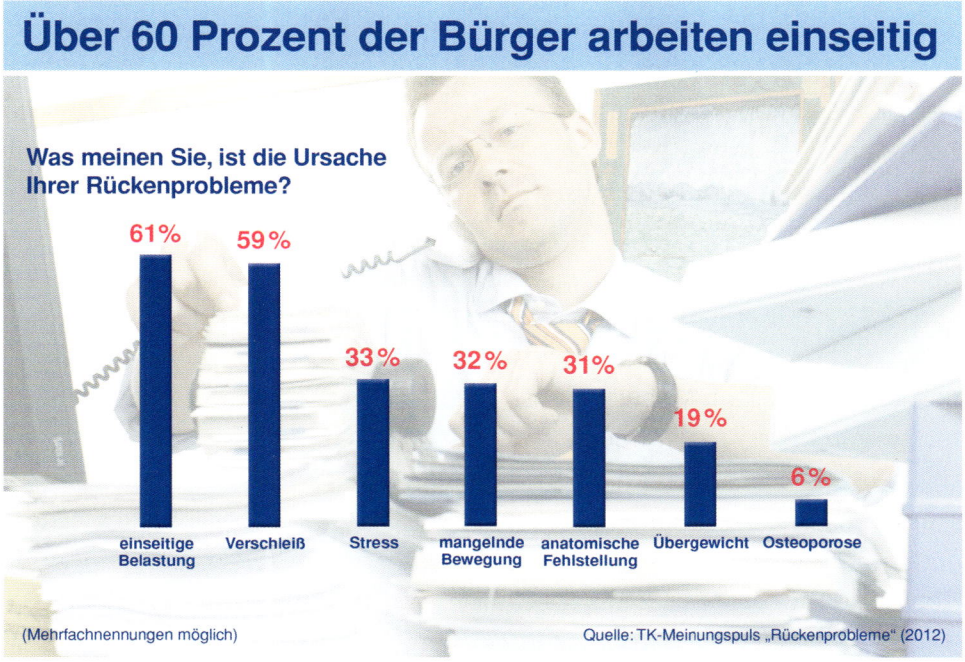

Über 60 Prozent der Bürger arbeiten einseitig

Was meinen Sie, ist die Ursache Ihrer Rückenprobleme?

- einseitige Belastung — 61%
- Verschleiß — 59%
- Stress — 33%
- mangelnde Bewegung — 32%
- anatomische Fehlstellung — 31%
- Übergewicht — 19%
- Osteoporose — 6%

(Mehrfachnennungen möglich)

Quelle: TK-Meinungspuls „Rückenprobleme" (2012)

ERST DER HAUSARZT, DANN DIE ÜBERWEISUNG

Bis in die 80er Jahre hinein wurden Rückenschmerzen als das Ergebnis unvermeidlicher, alterungs- und verschleißbedingter Prozesse wahrgenommen. Die Bedeutung der Muskulatur und ihrer Stützfunktion für den Rücken rückte erst später in den Mittelpunkt der Aufmerksamkeit, genauso wie die Rolle der Psyche oder des Arbeits- und Lebensumfelds, die den Krankheitsverlauf beeinflussen. Rückenschmerzen sind komplizierter als jedes andere Krankheitsbild, das mit starken oder chronischen Schmerzen einhergeht. Sie sind ein vielschichtiges Problem, das individuelle Lösungen erfordert.

Patienten mit Rückenschmerzen werden in Deutschland meistens zunächst vom Hausarzt behandelt, bei starken Schmerzen, Ausstrahlungen oder Lähmungserscheinungen folgt die Überweisung zum Orthopäden, Neurologen, Neurochirurgen oder Schmerztherapeuten. Die Erfahrung der vergangenen 20 Jahre hat jedoch gezeigt, dass die üblichen Behandlungsstrategien oder therapeutische Behandlungsmaßnahmen durch eine einzige Fachdisziplin an ihre Grenzen stoßen. Sie reichen nicht mehr aus. Das Faszinierende an der Medizin ist für den Arzt die tägliche neue Herausforderung und die tägliche Konfrontation mit komplexen und schwierigen Fällen. Der Orthopäde als Einzelkämpfer ist bei einem großen Teil der Patienten mit starken Wirbelsäulenschmerzen oder gar chronischen Wirbelsäulenschmerzen meist überfordert.

Diese Erkenntnis hat manch kritischer Facharzt sehr wahrscheinlich in seiner täglichen Tätigkeit selbst längst gewonnen. Mittlerweile haben auch führende Fachgesellschaften, die sich mit dem Thema Wirbelsäulenschmerztherapie beschäftigen, die zwingende Notwendigkeit zur interdisziplinären, das heißt fachübergreifenden Diagnostik und Schmerzmedizin erkannt. Umgesetzt worden ist die Interdisziplinarität in Deutschland und in Europa, bislang nur in einigen wenigen Zentren.

Gerade bei Patienten mit so genannten unspezifischen Rückenschmerzen kann eine ungenügende Behandlung fatal sein, weil es zu Folgeerscheinungen mit entsprechend hohem Therapieaufwand kommen kann. Dies betrifft vor allem jene, die zur Selbstheilung tendieren, sich selbst also mit Schmerztabletten oder anderen Methoden behandeln. Gerade bei diesen Patienten besteht das Risiko, dass Schmerzen chronisch werden. Dies gilt auch für jene Männer und Frauen, die nach ersten Arztbesuchen enttäuscht sind, weil sie sich raschere Hilfe erhofft hatten.

Fachmediziner sind sich einig, dass interdisziplinäre Maßnahmen, bei denen der Patient unter einem Dach von Vertretern unterschiedlicher Fachdisziplinen versorgt wird, eine optimale Lösung sind. Vor allem sollten frühzeitig psychosoziale Warnsymptome für die Therapie beachtet und ernst genommen werden. Leider ist ein solches Vorgehen noch keineswegs die Regel.

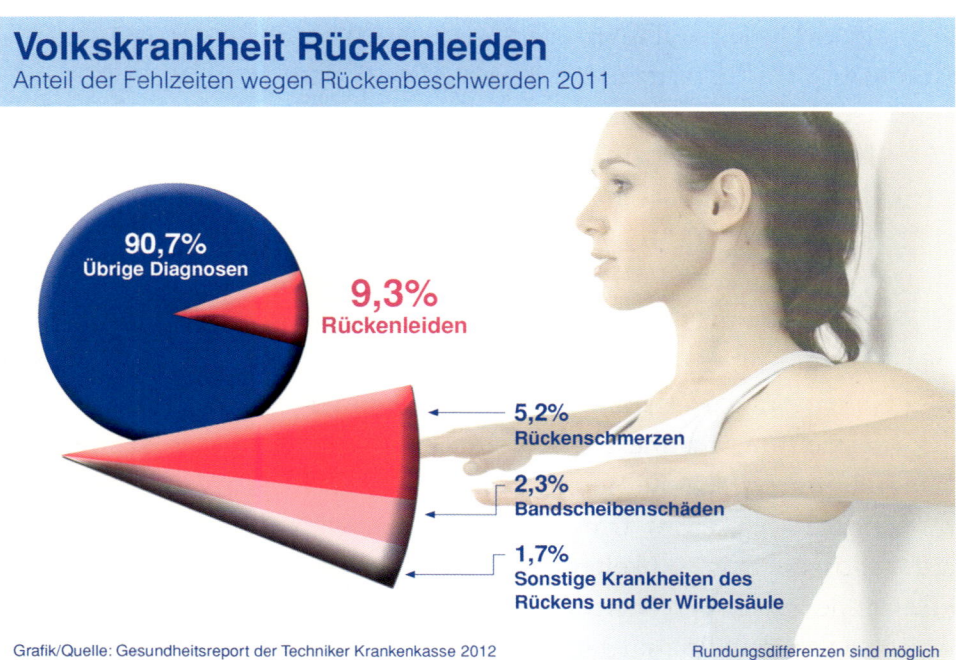

Volkskrankheit Rückenleiden
Anteil der Fehlzeiten wegen Rückenbeschwerden 2011

90,7%
Übrige Diagnosen

9,3%
Rückenleiden

5,2%
Rückenschmerzen

2,3%
Bandscheibenschäden

1,7%
Sonstige Krankheiten des
Rückens und der Wirbelsäule

Grafik/Quelle: Gesundheitsreport der Techniker Krankenkasse 2012   Rundungsdifferenzen sind möglich

DATEN, ZAHLEN, FAKTEN

❏ Der finanzielle Aufwand für die Behandlung von chronischen Rückenschmerzen in Deutschland ist gewaltig und steigt inflationär weiter an, von Jahr zu Jahr.

❏ Die Ausgaben für stationäre Leistungen bei der Behandlung summieren sich pro Jahr auf über 3 Milliarden Euro. Rund 120.000 Männer und 100.000 Frauen werden pro Jahr im Zusammenhang mit Dorsopathien (Rückenerkrankungen) einer stationären Therapie unterzogen, bei etwa einem Viertel waren Anschlussbehandlungen notwendig.

❏ Insgesamt werden pro Jahr rund 15 Milliarden Euro für die Behandlung von Rücken und Wirbelsäule ausgegeben.

❏ Hinzu kommen die indirekten Kosten wegen Arbeitsausfällen und krankheitsbedingter vorzeitiger Entlassung. Experten gehen davon aus, dass die Behandlungs- bzw. Gesamtkosten für direkte oder indirekte Arbeitsunfähigkeit pro Jahr in Deutschland rund 50 Milliarden Euro betragen und weiter steigen.

DIE NATIONALE VERSORGUNGSLEITLINIE KREUZSCHMERZ

Es gibt für alle Rückenschmerzpatienten Hilfe. Insbesondere die zunehmende Anzahl älterer Patienten mit Wirbelsäulenschmerzsyndromen kann heute ein schmerzfreies Leben auch im Alter erwarten. In der Praxis sind viele Wirbelsäulenschmerzpatienten mit ihrer individuellen Schmerzgeschichte eine sehr große Herausforderung für Orthopäden und für interdisziplinäre Ärzteteams. Um wirklich helfen zu können, müssen sie ihre diagnostischen Möglichkeiten, aber auch die therapeutische Denkweise immer wieder auf den Prüfstand stellen und sie kontinuierlich weiter entwickeln. Nahezu alle mit der Wirbelsäule in Zusammenhang stehenden

Schmerzformen – ob akute Schmerzen oder chronische Schmerzen – können diagnostiziert und individuell therapiert werden. Diese Überzeugung muss sich in der Ärzteschaft als Handlungsmaxime durchsetzen. Ein großer Teil der offenen Wirbelsäulenoperationen könnte so vermieden werden.

Vor dem Hintergrund, dass Kreuzschmerzen zu einer Volkskrankheit geworden sind und einen erheblichen Anteil an den Gesamtkosten für ärztliche Behandlungskosten ausmachen, wurde 2010 die Nationale Versorgungsleitlinie Kreuzschmerz (NVL) veröffentlicht. Maßgeblich beteiligt waren die Bundesärztekammer, die Kassenärztlichen Bundesvereinigungen und die Arbeitsgemeinschaft der Wissenschaftlichen Medizinischen Fachgesellschaften. Aufklärung für die Bevölkerung und Richtlinien für Diagnosen, Therapien und spätere Versorgung – so lautet das Postulat dieser Schriften. Sie bilden eine exzellente Grundlage für interdisziplinäre Therapieverfahren, an denen Allgemeinärzte und -ärztinnen, Radiologen, Orthopäden, Chirurgen, Schmerzmediziner, Physiotherapeuten und Vertreter anderer Fachrichtungen beteiligt sind.

Dieser Richtlinie folgend stellt das Ärzteteam zu Beginn der Behandlung fest, ob dem Rückenschmerz eine ernsthafte Erkrankung zugrunde liegt, die sofortiger Behandlung oder einer Operation bedarf. Das kann zum Beispiel der Fall sein, wenn bereits Lähmungserscheinungen aufgetreten sind oder die Funktion von Blase und Darm beeinträchtigt ist. Mithilfe moderner Diagnosemethoden wie MRT oder CT können solche Ursachen schnell aufgedeckt werden.

In den allermeisten Fällen (bei 85 % der Patienten) liegen die Ursachen des Schmerzes nicht in einer spezifischen Erkrankung. Dann müssen andere, möglicherweise komplizierte Ursachen gefunden werden. Akute Schmerzen ohne eine ihnen zugrunde liegende schwere Erkrankung können nach wenigen Tagen von selbst wieder abklingen. Das ist gar nicht so selten der

Fall. Sie können aber auch bestehen bleiben und chronisch werden. Das zu vermeiden, steht nach Ausschluss einer ernsthaften Erkrankung im Fokus der interdisziplinären Behandlung.

Das Risiko, chronische Schmerzen zu entwickeln, ist von vielen Faktoren abhängig. Dazu gehören das soziale Umfeld des Betroffenen, sein Einkommen oder seine persönliche Zufriedenheit am Arbeitsplatz. Eine ungünstige Körperhaltung oder einseitige Belastungen im Alltag können ebenfalls dazu führen, dass Rückenschmerzen chronisch werden. Nicht zuletzt spielt die psychische Verfassung des Patienten eine Rolle: Befürchtet er etwa, dass Bewegung seinen Zustand noch verschlechtern könnte, beeinflusst das seine Heilungschancen deutlich negativ.

Das behandelnde Ärzteteam muss beurteilen, ob und mit welcher Wahrscheinlichkeit eine Chronifizierung zu erwarten ist. Je nach Einschätzung entwickelt es in Absprache mit dem Patienten ein individuelles Therapiekonzept. Es umfasst verschiedene Maßnahmen wie die zeitlich begrenzten Schmerzmitteltherapie, Spritzen, Physiotherapie und Rückenschule unter Anleitung eines auf den Rückenschmerz spezialisierten Psychologen.

Perfektes System mit Mängeln

WIRD IN DEUTSCHLAND ZU VIEL OPERIERT?

Die medizinische Versorgung in Deutschland zählt unbestritten zu den besten in der Welt. Von der einfachen Erkältung bis hin zur komplizierten Nierentransplantation, von einer simplen Sportverletzung bis zur Krebsvorsorge – praktisch jeder Betroffene kann seinen Hausarzt aufsuchen und sich behandeln oder zum Spezialisten überweisen lassen. Doch trotz perfekter Therapien summieren sich Mängel, die letztlich jedoch meist strukturell bedingt sind. Viele Patienten suchen Facharzt für Facharzt auf, die bei bestimmten Indikationen unterschiedliche Behandlungskonzepte anbieten. Nicht immer steht dabei das Wohl des Patienten im Mittelpunkt.

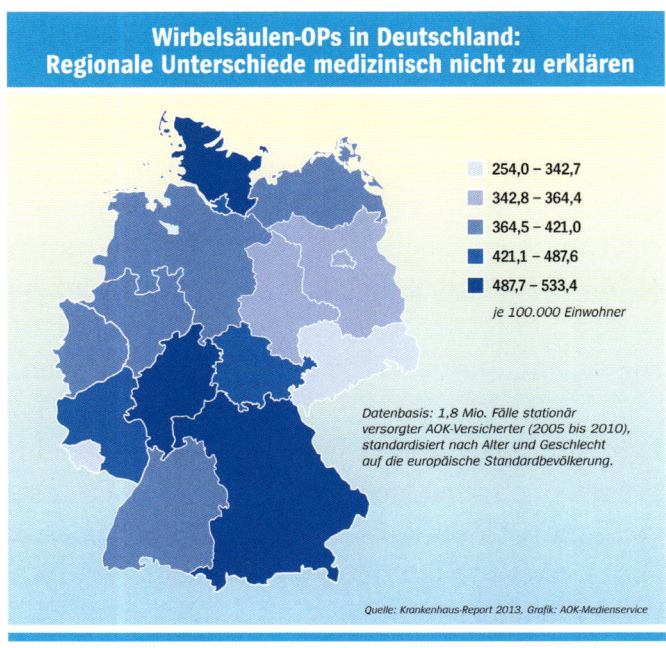

Wirbelsäulen-OPs in Deutschland: Regionale Unterschiede medizinisch nicht zu erklären

254,0 – 342,7
342,8 – 364,4
364,5 – 421,0
421,1 – 487,6
487,7 – 533,4

je 100.000 Einwohner

Datenbasis: 1,8 Mio. Fälle stationär versorgter AOK-Versicherter (2005 bis 2010), standardisiert nach Alter und Geschlecht auf die europäische Standardbevölkerung.

Quelle: Krankenhaus-Report 2013, Grafik: AOK-Medienservice

EIGENINTERESSEN PRÄGEN
DAS GESUNDHEITSSYSTEM

Niedergelassene Ärzte oder Krankenhäuser stehen oft unter einem enormen Existenzdruck. Um dem Wettbewerb standhalten zu können, sind erhebliche Investitionen erforderlich, für Einrichtung, Mobiliar, medizinisches Gerät, Personal und vieles mehr. Honorare für niedergelassene Ärzte werden z.B. nach komplizierten Tabellen errechnet und sind je nach Region unterschiedlich hoch. Obwohl konservative Behandlungsformen in den meisten Fällen akut auftretender und auch chronischer Schmerzen wirkungsvoll sind, wird in Deutschland immer häufiger operiert. Patienten, die sich von einem chirurgischen Eingriff eine schnelle Lösung für ihr Rückenproblem versprechen, Ärzte, Kliniken und die Industrie, für die Operationen lukrative Einkünfte bedeuten – in Deutschland scheint das Klima für Rückenoperationen besonders günstig.

Hoch spezialisierte Operateure entwickeln immer wieder neue bahnbrechende Verfahren. Diese Verfahren machen Operationen möglich, die sehr viel geringere Risiken für den Patienten bedeuten. Das senkt auf der Seite der Betroffenen die Hemmschwelle, sich für eine Operation zu entscheiden. Den Kliniken bieten die neuen Therapiemethoden Wettbewerbsvorteile; das aber hat für den Patienten nicht nur Vorteile. Denn im Hintergrund solcher hoch technisierter Eingriffe agiert nicht selten eine Industrie, die im lukrativen Markt der Wirbelsäulenoperationen mitverdienen will.

Orthopädische Operationen und Wirbelsäulenoperationen werden oft besser honoriert als etwa Eingriffe in der Chirurgie. Um einen geordneten Finanzhaushalt zu erzielen, sehen sich viele Kliniken vor diesem Hintergrund gezwungen, möglichst viele Operationen in den lukrativen Bereichen durchzuführen. Ablesen lässt sich der Trend unter anderem an den erstaunlich kurzen Wartezeiten für Operationen im Vergleich zu anderen Krankenhausbehandlungen.

Plötzlich muss sich die Medizin mit profitorientiertem Denken auseinandersetzen. Die aufwändige klassische Versteifungsoperation heißt in der neuen Sprache minimal-invasive Stabilisierungsoperation, obwohl in beiden Fällen Wirbel mehr oder weniger fest miteinander verbunden werden. Nicht selten dienen die neuen Begriffe vorrangig dem Ziel, Patienten die Angst vor einem – in vielen Fällen sinnvollen und notwendigen Eingriff – zu nehmen. Medizinisch ist das dennoch nicht korrekt.

Ebenso fragwürdig ist es, wenn klassischen Wirbelsäulenkliniken von minimal-invasiven Behandlungsmethoden sprechen. Diese Kliniken finanzieren sich im Wesentlichen durch die Durchführung von spezialisierten offenen Wirbelsäulenoperationen, die Darstellung minimal-invasiver Eingriffe zum Beispiel auf den Internetseiten dieser Kliniken ist nicht selten lediglich ein Instrument, um Patienten zum Besuch der Klinik zu bewegen. In den Ambulanzen werden sie dann doch in klassischer Weise beraten und für eine operative Intervention gewonnen. Nach außen hin also wird das Repertoire der oft von Patienten gewünschten minimal-invasiven Eingriffe ausführlich dargestellt, in der Klinik selbst werden diese Eingriffe dann aber nicht weiter angesprochen.

WENN KOSTENTRÄGER LEISTUNGEN BEWERTEN

Behandelt wird so, wie abgerechnet werden kann. Ärzte und Kliniken können Patienten nur solche Therapien empfehlen, die von den Kassen auch vergütet werden. Die Bewertung von Wirbelsäuleneingriffen ist einem laufenden Wandel unterworfen, leider nicht immer zum Wohl der Betroffenen. So hat beispielsweise ein wenig belastendes Verfahren zur Behandlung bestimmter Formen der Spinalkanalstenose (Wirbelkanalverengung) als Klinikleistung eine enorme Abwertung erfahren. Das Klinik- und Arzthonorar für die Implantation eines interspinösen Spreizers ist inzwischen so gering, dass kaum noch Patienten davon profitieren können.

Bei diesem Verfahren wird ein kleiner Platzhalter aus Titan (wie z. B. X-Stop, Wallis-Implantat) zwischen zwei benachbarte Dornfortsätze eingefügt. Er vergrößert die Abstände der beiden Wirbel zueinander und erweitert somit knöcherne Einengungen. Diese Behandlung ist für Patienten mit bestimmten Formen von Verengungen ein Segen, da große klassische Dekompressionsoperationen damit vermieden werden können.

OP UM JEDEN PREIS

❏ Immer mehr Arztpraxen und Kliniken erhöhen ihre Umsätze mit Operationen, um allgemeine Kosten wie Personal oder Mieten oder andere Fachbereiche zu finanzieren.

❏ Besonders gefragt sind Gelenk- und Wirbelsäulenoperationen, da sie optimal vergütet werden. Verwaltung und Management mancher Kliniken versuchen durch finanzielle Anreize, Ärzte zur Durchführung von Operationen zu motivieren, die besonders lukrativ sind.

❏ Der GKV-Spitzenverband, dem 145 gesetzliche Kranken- und Pflegekassen angegliedert sind, kritisiert die gängige Praxis: Weil die Vergütungen für konservative Behandlungen limitiert sind, erzwingen immer mehr Kliniken und Ärzte höhere Einnahmen über die Anzahl der geleisteten Operationen.

❏ Gefragt sind vor allem teure Eingriffe, wie etwa an der Wirbelsäule. Das legt der Krankenhausreport der AOK im Jahr 2013 dar. Operiert wird dabei um jeden Preis, selbst wenn eine konservative Behandlung mit physiotherapeutischen Maßnahmen Erfolg verspricht. Weil vielen Ärzten Kenntnisse über moderne, minimal-invasive Wirbelsäulenoperation fehlen, wird immer noch viel zu häufig zum Skalpell gegriffen.

❏ Uwe Deh, Vorstand des AOK-Bundesverbands: „Zwei Drittel der Operationen sind medizinisch nicht erklärbar. Unser Report offenbart, dass viele Eingriffe nur des Geldes wegen gemacht werden."

❏ Finanzielle Interessen spielen eine immer größere Rolle. Analysen haben ergeben, dass Kliniken gerade diejenigen Operationen besonders häufig ausführen, die einen höheren Gewinn versprechen. Chefärzte erhalten Boni für besonders häufige Eingriffe, was zusätzlich dafür sorgt, dass immer mehr operiert wird.

❏ Allein die Zahl der Wirbelsäulen-Operationen hat sich in den vergangenen fünf Jahren verdoppelt. „Ein solcher Eingriff bringt bis zu 12.000 Euro", erklärt die Gesellschaft für Orthopädie und Orthopädische Chirurgie. „Eine Überversorgung ist ebenso problematisch wie eine mögliche Unterversorgung."

HOLEN SIE IMMER EINE ZWEITMEINUNG EIN

Deutsche Patienten sind treu. Wenn sie sich einmal für einen Arzt oder eine Klinik entschieden haben, wechseln sie nicht mehr so schnell. Wenn ein Orthopäde oder Neurochirurg einen operativen Eingriff an der Wirbelsäule empfiehlt, ist es eine generelle Empfehlung, eine zweite Meinung einzuholen. Vor jeder Operation sollte eine alternative Einrichtung zumindest mit den Ziel aufgesucht werden, eine unabhängige zweite Meinung zur Therapieempfehlung einzuholen. Eine Wirbelsäulenoperation ist ein Schritt, der gar nicht gut genug überlegt sein kann. So entlastend eine unvermeidliche Operation im Einzelfall sein kann, so unnötig ist es, bei nicht indizierten chirurgischen Eingriffen die unvermeidlichen Risiken einzugehen. Die Gefahr der Narbenbildung etwa ist nach einer Operation immer vorhanden. Allein das kann eine neue Schmerzproblematik massiven Ausmaßes entstehen lassen, die im ungünstigsten Fall wiederum operativ behandelt werden muss. Das muss nicht sein.

Nirgendwo ist die ärztliche Zweitmeinung so wichtig wie in der Diagnostik und Behandlung von Wirbelsäulenbeschwerden. Gerade in der gegenwärtig, auch durch die Politik und die Versicherungen geschürten De-

batte zu Operationen muss man sich vor einseitigen Meinungen schützen. Sie zielen oft darauf ab, eine bestimmte Behandlung als besonders geeignet darzustellen – weil sie in der jeweiligen Praxis oder Klinik bevorzugt angeboten wird. Je besser der Patient sich über sein Leiden und die Therapieoptionen informiert hat und je umfassender er in der Lage ist, seine Situation selbst beurteilen zu können, desto geringer ist die Gefahr für ihn, zum Spielball fremder Interessen zu werden.

Es gibt allerdings auch Krankheitsbilder, bei denen mit einer Operation zu Unrecht gezögert wird. Knöcherne Wirbelkanalverengungen sind mit einer extremen lokalen aber auch ausstrahlenden Schmerzsymptomatik verbunden und zum Teil mit schweren Missempfindungen in den Beinen oder gar Lähmungserscheinungen. Patienten mit diesem Krankheitsbild werden oft zu zögerlich und zurückhaltend mit operativen Verfahren versorgt. Das liegt daran, dass herkömmliche Operationsverfahren als risikoträchtig und als sehr aufwändig gelten. Die Operationszeiten für Spinalkanalstenosen betragen oft mehrere Stunden. Dies kann den oft betagten Patienten, die meist zusätzliche Begleiterkrankungen haben, nicht immer zugemutet werden.

Hier setzt die moderne mikrochirurgische und endoskopische Spinalkanalstenosenoperation an, die in Deutschland nur in ganz wenigen Zentren durchgeführt wird. Sie stellt eine schonende minimal-invasive Alternative zu den klassischen offenen operativen Behandlungsmaßnahmen dar. Patienten, die so behandelt werden, können nach vier Tagen die Klinik verlassen, sind in der Regel dann bereits wieder voll mobilisierbar, tragen vorübergehend noch ein entlastendes Mieder und können nach ca. drei Wochen bereits wieder mit Kräftigungsübungen beginnen. Der Schmerz ist in den meisten Fällen gleich nach der Operation verschwunden. Eine kategorische Ablehnung von solchen Operationsverfahren ist genauso medizinischer Unfug wie die zu frühe Empfehlung einer offenen Operation. Beides dient nicht dem Patientenwohl.

Jeder Patient mit Rückenschmerzen sollte sich eine neutrale Zweitmeinung sichern. Um eine solide Entscheidungsgrundlage für die Wahl der Therapie zu haben ist es wichtig, unterschiedliche Meinungen zu hören. Idealerweise werden Spezialisten verschiedener Fachrichtungen konsultiert, die unter einem Dach zusammenarbeiten. Sie beurteilen das Problem gemeinsam.

In einem gut organisierten interdisziplinären Zentrum werden die behandelnden Fachärzte den Einzelfall im Team diskutieren und gemeinsam zu einer Entscheidung finden. Die Therapieempfehlung wird dem multimodalen Ansatz folgen und Behandlungselemente aus verschiedenen Fachbereichen kombinieren. Die individuellen Vorlieben und das Potenzial des Patienten, selbst aktiv zur Behandlung seiner Beschwerden beizutragen, finden zentrale Berücksichtigung.

Im Gegensatz zu den üblichen Einzelbehandlungen steht hier der Patient im Mittelpunkt einer Gruppe beratender und behandelnder Ärzte, die – je nach ihrer disziplinären Zuordnung – zu Diagnose und Therapie beitragen. Der Patient braucht nicht mit Arztbrief und Befunden bei verschiedenen Fachmedizinern Termine zu vereinbaren, eventuell lange zu warten, um schließlich einen weiteren singulären Rat einzuholen. Weil die Kostenexplosion gerade bei Rückenbehandlungen erschreckend ist, und die Heilerfolge bei interdisziplinären Therapien so ermutigend hoch, gilt die innovative Kollektivdisziplin als neuer Trend in der Behandlung von Frauen und Männern, die unter quälenden Rückenschmerzen leiden.

WAS BEDEUTET EIGENTLICH MULTIMODAL?

Bei der multimodalen Schmerztherapie werden je nach Krankheitsbild Behandlungsmethoden aus verschiedenen Bereichen aufeinander abgestimmt und gleichzeitig eingesetzt.

Die multimodale Schmerztherapie ist sowohl ambulant als auch stationär möglich.

Sie kann unter anderem Maßnahmen aus den folgenden Bereichen umfassen:

❏ Medikamentöse Schmerztherapie
❏ Krankengymnastik und Fitnesstraining
❏ Osteopathie
❏ Akupunktur
❏ Wärmeanwendungen
❏ Massagen
❏ minimal-invasive Wirbelsäuleneingriffe
❏ Entspannungsübungen
❏ Gesprächstherapie, Entwicklung von Strategien zum Umgang mit Schmerz
❏ Psychotherapie
❏ Spritzenanwendungen
❏ Musik- und Kunsttherapie
❏ TENS-Behandlungen etc.

NEUE HOFFNUNG FÜR SCHMERZGEPLAGTE

In einem interdisziplinären Wirbelsäulenteam richtet sich der Ehrgeiz der Ärzte zunächst darauf, der Ursache des individuellen Rückenleidens auf den Grund zu kommen. Die Mediziner einzelner Fachrichtungen sind dabei jeweils auf die Kompetenz ihrer Kollegen aus unterschiedlichen Disziplinen angewiesen. Deshalb erfolgt nach der ersten Konsultation in der

Regel ein Gruppengespräch mit dem Patienten als betroffenem Mittelpunkt. Der Neurochirurg stützt sich auf das Fachwissen des Orthopäden, der Schmerztherapeut auf die Erfahrung und das in zahlreichen Einzeltherapien gesammelte Know-how des Psychotherapeuten usw. Nur so ist gewährleistet, dass die Wurzel der Probleme rasch aufgedeckt werden kann und keine Zeit auf diagnostischen und therapeutischen Irrwegen verloren geht. Der Patient wird nicht mit Überweisungsscheinen auf die Straße geschickt, sondern unverzüglich unter dem Dach der Einrichtung betreut und behandelt.

Meldet sich eine Patientin oder ein Patient mit starken Lendenwirbelschmerzen, dann bietet sich zunächst eine Reihe von Ursachen an, jeweils einzeln oder in Kombination. Es kann sich um eine Wirbelkanalverengung, eine Wirbelgelenkarthritis oder eine Entzündung im Bandscheibenraum oder angrenzender Wirbelknochen ebenso handeln wie um die Folgen einer Osteoporose, also z.B. eine Fraktur, aber auch um ein Wirbelgleiten, eine Nervenentzündung oder um eine traumatische Veränderung, eine Verschleißerscheinung oder ein Bandscheibenproblem.

Oft suchen Patienten erst an der Grenze vom akuten zum chronischen Schmerzzustand ärztliche Hilfe. Dann muss der aktuelle Zustand des Patienten besonders sorgfältig begutachtet werden, nach interdisziplinärer Vorstellung beim Neurologen, Neurochirurgen, Orthopäden, Radiologen, Allgemeinmediziner und gegebenenfalls Psychologen und Physiotherapeuten. Gegebenenfalls fehlende Diagnostik wird ergänzt. Um beurteilen zu können, wie hoch die Gefahr ist, dass der Rückenschmerz chronisch wird, ist es sinnvoll, dass der Patient einen detaillierten Schmerzfragebogen ausfüllt, zum Beispiel den Fragebogen der Deutschen Gesellschaft für Schmerztherapie. Auf diesen soliden Grundlagen kann die Therapie beginnen – mit dem vorrangigen Ziel, den Schmerz zügig zu durchbrechen. So kann möglichst schnell Normalität in den Alltag des Patienten zurückkehren. Zusätzlich zur Medikation sind in dieser Phase symptombezogene

Infiltrationen erfolgreich, die mit Hilfe von Nadeln oder über einen Katheter erfolgen.

Zeitgleich erfolgt die Überleitung in multimodale Programme, die ein intensives Bewegungstraining, Rückenschule sowie eine Psycho- bzw. Verhaltenstherapie vorsehen. Je nach individueller Situation des Patienten empfehlen wir eine Krankengymnastik oder Medizinische Kräftigungstherapie an Geräten. Patienten, die sich in gutem Allgemeinzustand befinden, in der Nähe wohnen und deren Versorgung zu Hause gesichert ist, können bei uns in der Praxis versorgt werden, anderen empfehlen wir die stationäre interventionelle Schmerztherapie.

Diese interdisziplinäre Herangehensweise an das Thema Rückenschmerz und eine integrierte Sichtweise auf das individuelle Problem des einzelnen Patienten sind der Schlüssel zu erfolgreichen Hilfen für die Betroffenen. Die vielfältigen Ursachen von Rückenschmerzen können zufriedenstellend nur gemeinsam und zwischen den Spezialgebieten erfasst werden. Die Konzeption eines Therapieplans im Teamgespräch verspricht den größten Erfolg. Ein solches Vorgehen wird auch in der Nationalen Versorgungsleitlinie Kreuzschmerz gefordert.

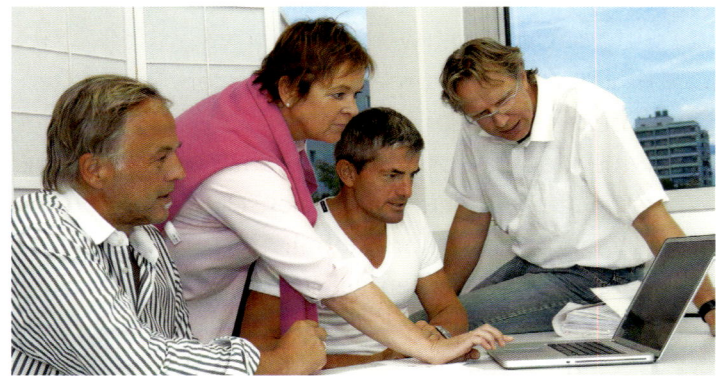

Ein Neurochirurg, die Radiologin, der Schmerztherapeut und ein Wirbelsäulenchirurg aus dem interdisziplinären Team erarbeiten eine Therapieempfehlung

RÜCKENSCHMERZEN RICHTIG BEHANDELN

Die Schmerzen sind da – ganz real. Doch ihre Ursache lässt sich nicht ergründen, so, als versteckten sich die „Schmerzmelder" (Nozirezeptoren) mit ihren Signalen irgendwo hinter Wirbelkörpern, Bandscheiben, in Muskelgewebe, Knorpeln, Sehnen oder Bändern. Wenn es etwa im Bereich der Brustwirbel weh tut, kann die Ursache ganz woanders liegen, vielleicht in einer Durchblutungsstörung im Herzen. Schmerzen in den empfindlichen Halswirbeln können psychisch und haltungsbedingt sein. Dies ist der Grund, weshalb herkömmliche Schmerztherapien oft erfolglos sind. So genannte Analgetika, Schmerzmedikamente, wirken praktisch kollektiv auf einzelne unserer rund 70 Billionen Körperzellen. Die eigentliche Schmerzursache aber bleibt oft unerkannt, gut getarnt, kaum ist die analgetische Wirkung abgeklungen, meldet sie sich wieder aus ihrem Versteck.

Nach diagnoserelevanten Erkenntnissen ist ein einzelner Therapeut nur selten in der Lage zu erkennen, woher Rückenschmerzen in ihrem Ursprung kommen. Liegt ein Verschleiß oder eine Entzündung vor, oder beides zusammen? Ist einseitiges Arbeiten Schuld? Sind Muskulatur oder Wirbelsäulenstatik beteiligt? Hat die verspannte Rückenmuskulatur überhaupt noch eine Schutzfunktion oder ist sie sogar selbst bereits zur – unerkannten – Schmerzursache geworden? Aber woher kommen verspannte Muskeln, liegen Ursachen demnach noch tiefer? In der Psyche etwa? Oder einfach nur am Tagesstress? Kann es sein, dass sich eine Jahre zurückliegende Verletzung oder Fehlbelastung plötzlich in Form von Schmerzsignalen meldet?

WISSENSWERTES ÜBER DEN SCHMERZ

❏ Schmerzen sind eine unangenehme Empfindung und emotionale Erfahrung, die oft mit verletztem Gewebe auftritt. Sie können überall im Körper entstehen. Schmerzen üben eine Schutz- und Warnfunktion aus, in den meisten Fällen klingen sie nach einem gewissen Zeitraum wieder ab.

❏ Schmerzen sind gleichzeitig die häufigste Ursache für Arztbesuche. Die International Association for the Study of Pain (IASP) klassifiziert Schmerzen in den Kategorien

1) Wo im Körper treten sie auf?

2) Welches betroffene Körpersystem verursacht Schmerzen?

3) Dauer und Muster der Schmerzereignisse sowie

4) Intensität. Dieses Grundmuster bestimmt auch das Vorgehen bei der Diagnose.

❏ Schmerz hält solange an, bis die Schmerzursache beseitigt ist. Akuter Schmerz ist im medizinischen Verständnis ein Ereignis, das rasch abklingt, chronischer Schmerz ist Schmerz, der länger als drei Monate anhält.

❏ Schmerz wird durch Nozizeptoren (freie Nervenenden) aktiviert, durch mechanische, thermische oder chemische Reize. Diese Reize lösen Reaktionen aus wie z. B. Blutdruckanstieg, Anstieg der Herzfrequenz, beschleunigtes Atmen usw. Schmerz ist ein Teil des Abwehrsystems des Körpers, der durch Schmerzsignale ins Gehirn zum Beispiel vom Berühren einer heißen Herdplatte abgehalten wird.

❏ Bei der Suche nach Schmerzursachen spielen für die behandelnden Ärzte der Beginn der Schmerzen, der Ort und die Intensität eine Rolle, ebenso Faktoren, die Schmerzen verstärken oder mildern, und die Qualität des Schmerzes.

❏ Akuter Schmerz wird im Allgemeinen mit Medikamenten wie Analgetika oder Anäesthetika behandelt. Chronischer Schmerz verlangt hingegen ein konzentriertes, interdisziplinäres Management

von Orthopäden, klinischen Psychologen, Schmerztherapeuten, Physiotherapeuten und anderen Fachdisziplinen.

❑ In unserem peripheren Nervensystem sind unterschiedliche Nervenfasern aktiv: Die efferenten (herausführenden) Nervenfasern leiten z.B. Befehle vom Zentralnervenssystem (ZNS) an Muskeln weiter. Afferente, hinführende Nervenfasern leiten hingegen Signale an das ZNS weiter, sie sind an allen sinnlichen Wahrnehmungen beteiligt, benötigen dafür aber Schmerzrezeptoren.

❑ In unserem Körper gibt es etwa drei Millionen solcher Schmerzrezeptoren (Nozizeptoren). Sie sind verzweigte, äußerst feine Enden von Nervenfasern an kleinen Blut- und Lymphgefäßen oder in Bindegewebsräumen. Sie reagieren auf die unterschiedlichsten Einwirkungen von außen, auf Reize wie Druck, Stiche, Hitze, Kälte oder auch auf Entzündungen.

GEMEINSAM DER SCHMERZURSACHE AUF DER SPUR

Die Suche nach dem Ursprung der Schmerzen ist eine der größten Herausforderungen der interdisziplinären Schmerzmedizin. In der Entschlüsselung der Schmerzursache entsteht bereits das Konzept für die anschließende Behandlung. Sehr ernst nehmen wir das subjektive Schmerzempfinden unserer Patienten:

— Die sensorische Komponente, die sich auf den Ort des Schmerzes und die sensorische Schmerzqualität bezieht.

— Die emotionale Komponente des gefühlsmäßigen Eindrucks der Schmerzen, wie z.B. „quälend", „unangenehm belastend" oder „unerträglich".

— Die evaluative Komponente, der Vergleich vorangegangener Schmerzerfahrungen mit dem aktuellen Schmerzempfinden.

Schmerz entsteht im Gehirn, wie alle Empfindungen oder Wahrnehmungen, hat aber seinen Ursprung irgendwo anders im Körper. Unser Gehirn kreiert dieses Schmerzempfinden aus stets gleichen, zunächst inhaltslosen Impulsen, die von Schmerzmeldern ausgesandt werden, den bereits erwähnten Nozizeptoren. Diese Schmerzmelder werden erst dann aktiv und senden erst dann ein Signal aus, wenn die auf sie einwirkenden Reize einen bestimmten Schwellenwert überschreiten, der individuell unterschiedlich ist. Die ausgesandten Schmerzsignale gelangen über periphere Nervenbahnen und über das Rückenmark ins Gehirn.

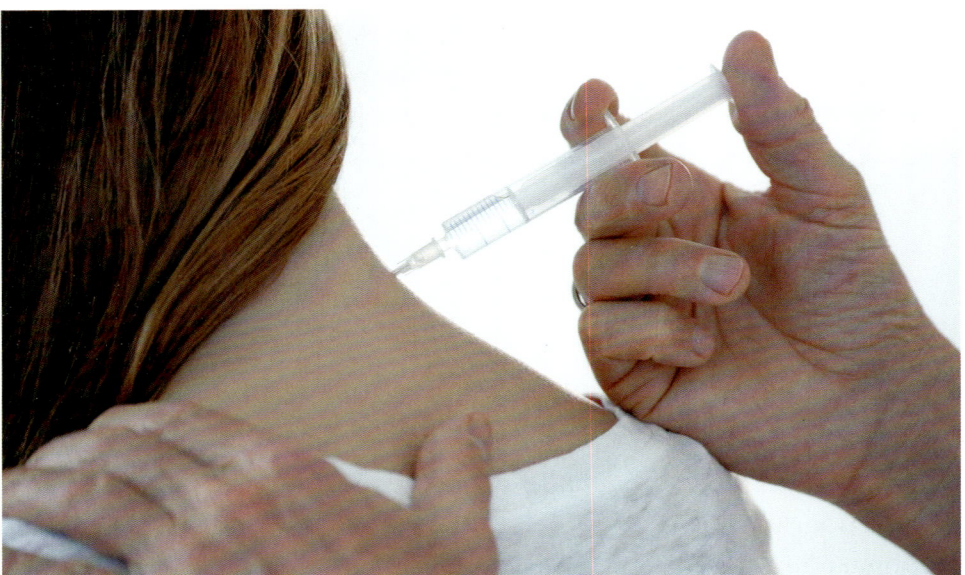

Triggerpunkttherapie: Mit einer Spitze wird der Wirkstoff gezielt an die Schmerzstelle injiziert

Die sensiblen Nervenbahnen sind lernfähig. Sind sie immer wieder den gleichen Schmerzimpulsen ausgesetzt, verändern sie ihre Aktivität. Die Schmerzschwelle sinkt und bald genügt schon ein sehr geringer Schmerzreiz, um eine starke Schmerzempfindung auszulösen. Dieser Mechanismus wird als Schmerzgedächtnis bezeichnet. Seine Entstehung muss

durch frühzeitige und wirksame Medikation unbedingt vermieden werden. Es ist schwierig, ein einmal vorhandenes Schmerzgedächtnis zu löschen. Das rechtzeitige Aufspüren einer Schmerzquelle ist für die Mitglieder im Rückenkompetenzteam oft eine große Herausforderung, bei dem unterschiedliche diagnostische Meinungen gegeneinander abgeglichen werden.

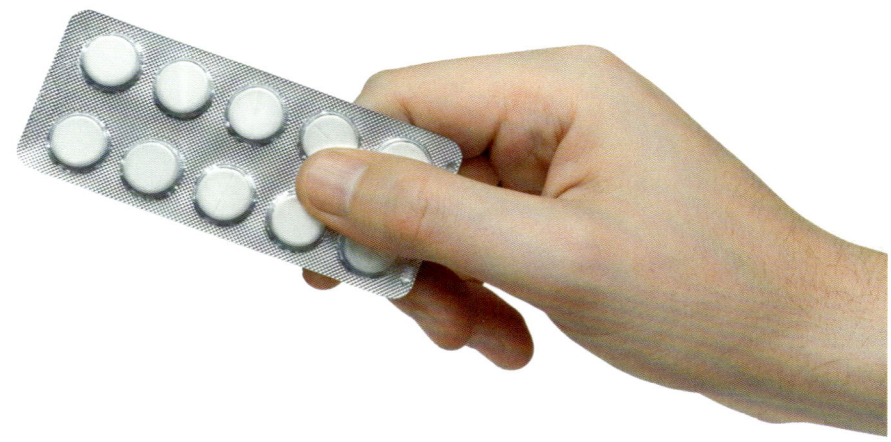

MEDIKAMENTE GEGEN DEN SCHMERZ

❏ Bei leichteren Schmerzen ohne zusätzliche Nebenerscheinungen eignen sich am besten Tabletten, Tropfen wirken zwar rascher auf das Schmerzempfinden, aber ihre Wirkung hält weniger lang an, Tropfen eignen sich demnach weniger für eine längere Behandlung.
❏ Die Wirkung pflanzlicher Heilmittel ist meist nur relativ schwach, dabei keineswegs frei von Nebenwirkungen. Ähnliches gilt für Wärmepflaster oder Salben mit den Wirkstoffen Diclofenac oder Capsaicin.
❏ Zu den am meisten empfohlenen Schmerzmitteln zählen die so genannten nichtsteroidalen Antirheumatika/Antiphlogistika (NSAR), wie Diclofenac, Ibuprofen und ASS (Acetylsalicylsäure), bei leichteren

Schmerzen auch Paracetamol. Doch Vorsicht: Bei längerer Anwendung können diese Medikamente Leber und Nieren schädigen.

❏ Viele Schmerzmittel sind rezeptfrei erhältlich. Rezeptfrei bedeutet jedoch keineswegs, dass diese Medikamente unbedenklich sind und unbekümmert eingenommen werden können. Auch für rezeptfreie Arzneimittel sollte man eine Anweisung des Arztes einholen.

❏ Das rezeptpflichtige Metamizol sollte wegen seiner möglichen Nebenwirkungen, z.B. auf das Blutbild, jeweils nur über einen kurzen Zeitraum eingesetzt werden.

❏ Bei mittelstarken bis starken chronischen Schmerzen sind oft Nervenwurzeln gereizt. Der Arzt wird dann womöglich für einen Zeitraum von mehreren Wochen morphinähnliche Substanzen, schwache Opioide, verschreiben, wie z.B. Tramadol oder Tilidin. Kombiniert mit rezeptfreien Schmerzmitteln sind sie oft besonders wirksam.

❏ Opioide ähneln in ihrer Wirkung den körpereigenen Endorphinen, die zur Bewältigung von starken Schmerzen bei Verletzungen, bei Stress oder auch durch emotionale Stimulation ausgeschüttet werden. Sie haben eine euphorisierende Wirkung. Sie wirken in Gehirn oder Rückenmark, also nicht am betroffenen Körperteil.

❏ Für starke oder stärkste Rückenschmerzen gibt es stark wirkende Opioide, die nur von schmerztherapeutisch erfahrenen Ärzten verabreicht werden sollten.

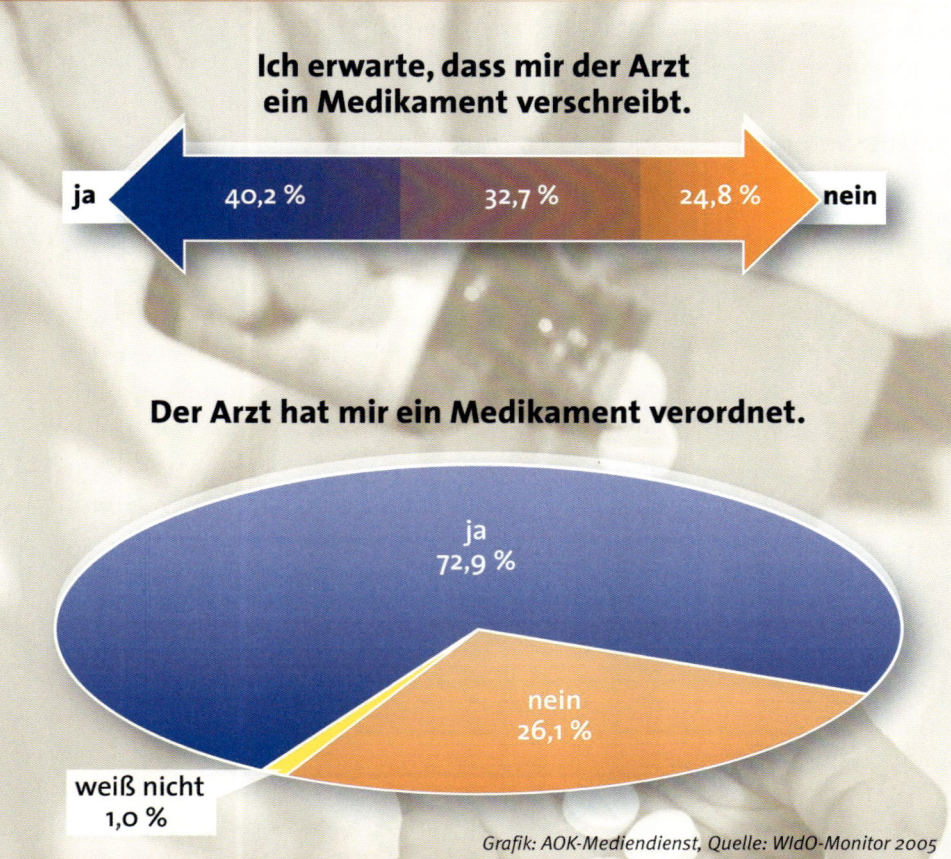

Ärzte verordnen häufiger als erwartet

Ich erwarte, dass mir der Arzt ein Medikament verschreibt.

ja | 40,2 % | 32,7 % | 24,8 % | nein

Der Arzt hat mir ein Medikament verordnet.

ja
72,9 %

nein
26,1 %

weiß nicht
1,0 %

Grafik: AOK-Mediendienst, Quelle: WIdO-Monitor 2005

40,2 Prozent der Patienten erwarten vor dem Arztbesuch, dass ihnen ein Medikament verordnet wird. Fast drei Viertel hingegen geben hinterher an, von ihrem Arzt ein Rezept für Arzneimittel erhalten zu haben. Das hat eine repräsentative Umfrage des Wissenschaftlichen Instituts der AOK (WIdO) unter 3.000 Patienten ergeben (Differenz zu 100: Keine Angaben).

PROBLEM KREUZSCHMERZEN

Als komplexe Konstruktion aus Wirbeln, Bandscheiben, Muskeln, Bändern und Nerven, von morgens nach dem Aufstehen bis nachts im Schlaf aktiv, ist der Rücken besonders anfällig für Befindlichkeitsstörungen, Beschwerden und Krankheiten. Die Wirbelsäule soll uns stützen, muss jedoch selbst gestützt werden. Brüchige Knochen, etwa aufgrund einer beginnenden Osteoporose, führen möglicherweise zu Verformungen oder gar Frakturen, untrainierte Muskeln zu Bandscheibenproblemen, Entzündungen zusätzlich zu Schmerzen. Zu wenig Bewegung und Schlaf, falsches Sitzen, Gehen und Stehen verstärken die Symptome. Deshalb sind Rückenleiden in Deutschland mit am häufigsten Anlass für Arztbesuche.

Rund drei von vier Erwachsenen geben an, mindestens einmal im Leben Rückenschmerzen gehabt zu haben, am häufigsten betroffen sind Lenden- und Kreuzbeinregion. Hier wirken auf die Wirbelsäule die größten Kräfte, etwa wenn wir einen schweren Gegenstand in den Kofferraum unseres Autos oder unser Baby auf die Hüfte heben. Die Lendenwirbelsäule ist zusammen mit den sie umschließenden Bändern und Muskeln so konstruiert, dass sie auch große Belastungen gut auffangen kann. Dazu müssen aber auch beim gesunden Menschen zwei Voraussetzungen erfüllt sein. Wir müssen die Wirbelsäule richtig belasten. Und wir müssen uns bewegen.

Die Wirbelsäule ist auf Bewegung ausgelegt. Stundenlanges Sitzen in der immer gleichen Haltung, schlimmstenfalls mit gekrümmtem Rücken, schadet ihr. Wenn die Muskulatur die Wirbelsäule nicht aktiv stützt, wirken Schwerkraft und Belastung direkt auf Bandscheiben und Wirbelkörper. Die Bandscheiben werden zusammengedrückt oder bei krummem Rücken sogar nach hinten in Richtung Wirbelkanal gequetscht. Jahr und Tag in ungünstigen Körperhaltungen zu verharren und die Muskulatur auf diese Weise zu schwächen, macht sich irgendwann einmal in Form von Schmerzen bemerkbar. Dazu kommt, dass nur in Bewegung die Versor-

gung der Bandscheiben mit Körperflüssigkeit optimal ist. Unterversorgte Bandscheiben verlieren an Elastizität und werden flacher. Sie können ihre Funktion als Puffer und Abstandhalter zwischen den Wirbeln irgendwann nicht mehr erfüllen.

Unsere moderne Lebensweise zwingt uns zu langem Sitzen, schwerem Heben und ungünstigen Bewegungen – etwa beim Griff in die Ladenregale oder beim Umgang mit Menschen, die viel kleiner sind als wir, unseren Kindern. Es lohnt sich, die Funktionsweise der Wirbelsäule etwas näher kennenzulernen und darauf zu achten, sie günstig zu belasten. Eine gute Haltung und richtige Bewegungsmuster tun der Wirbelsäule gut. Leider ist es ein Irrtum, dass diese angeboren sind; und die Evolution hat unsere Wirbelsäule noch nicht an die Moderne angepasst. Ein Leben im Auto und vor dem Computer rückenverträglich zu gestalten, müssen wir aktiv lernen.

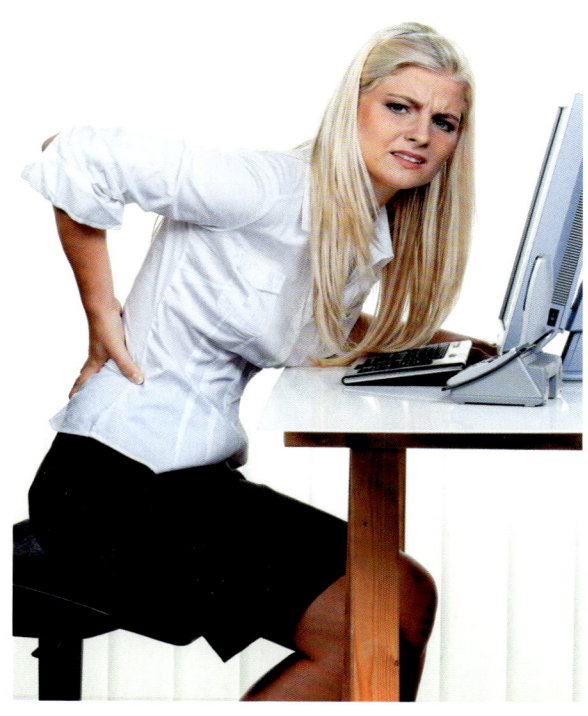

Aua – Rückenschmerzen! Typisch für Menschen, die viel am Bildschirm arbeiten

WAS UNSEREM RÜCKEN SCHADET

❏ Wir haben es verlernt, richtig zu gehen
❏ Unsere Sitzhaltung ist ungünstig, sowohl im Fernsehsessel als auch am Arbeitsplatz
❏ Die Arbeitshöhe ist falsch eingestellt, so etwa beim Bügeln oder beim Kochen
❏ Beim Heben schwerer Gegenstände belasten wir die Wirbelsäule unnötig
❏ Dasselbe gilt beim Tragen von Gegenständen
❏ Wir schlafen in Betten, die der Wirbelsäule keine wirkliche Erholung bieten

HEXENSCHUSS & ISCHIAS: DER PLÖTZLICHE SCHMERZ

Er tritt jäh und stechend auf, als bohrte sich ein Messer in den Rücken: der Hexenschuss (Lumbago), meist im Bereich der Lendenwirbel, der jede Bewegung zur Qual macht. Dieses lokale Schmerzsyndrom entsteht aus funktionellen, ebenso wie aus degenerativen Veränderungen der Wirbelsäule, chronisch wiederkehrende Kreuzschmerzen gehören dazu wie auch der Hexenschuss selbst, der plötzlich kommt und oft ebenso plötzlich von alleine wieder abklingt. Der Hexenschuss entsteht, wenn Gelenkblockierungen mit lokalen Entzündungen der Gelenke oder Bandscheibenvorwölbungen mit einer starken lokalen Reizung und jeweils nachfolgenden heftigen Muskelverspannungen auftreten. Meist sind ruckartige, rotierende Bewegungen die Ursache, aber auch das ungeschickte Anheben schwerer Gegenstände bzw. Unfälle oder Stürze.

Wenn Schmerzen im Bereich der Lendenwirbel in Schüben auftreten, akut oder chronisch, sprechen Ärzte vom Lumbalsyndrom. Bei Lähmungen, Taubheitsempfindungen oder sehr starken Schmerzen muss unbedingt der Arzt aufgesucht werden, in solchen Fällen kann eine Nervenwurzelreizung z.B. durch einen Bandscheibenvorfall die Ursache sein (Ischias-Syndrom).

ERSTE SELBSTHILFE BEI ISCHIAS ODER HEXENSCHUSS

❏ Flach liegen, die Beine mit einem Kissen unter den Knien anwinkeln. Entspannen, Wirbelsäule entlasten.

❏ Warm anziehen, wärmende, entzündungshemmende oder schmerzstillende Salben auftragen. Am besten in der Apotheke nachfragen.

❏ Leichte, rezeptfreie Schmerzmittel einnehmen, wie Aspirin, Paracetamol oder Ibuprofen.

❏ Hilfreich können entlastende krankengymnastische Übungen unter Anleitung sein.

❏ Bei empfindlichem Rücken und Neigung zu Lendenschmerzen muss man entsprechend vorbeugen. Runter mit Übergewicht, beim Bücken und Heben in die Knie gehen, bei sitzender Tätigkeit immer wieder mal aufstehen und einige Schritte gehen.

SCHMERZHAFTE ENTZÜNDUNGEN

Kleine Risse in der Bandscheibe führen meist zum Austritt von Entzündungsmediatoren, die den Schmerz auslösen, selbst wenn keine Nervenwurzeln eingequetscht sind. Derlei Bandscheibenverletzungen entwickeln sich normalerweise aus bereits bestehenden Auswölbungen, bei denen der äußere Bandscheibenring noch intakt ist, der Bandscheibenkern sich

jedoch unter Druck hervorwölbt. Die meisten solcher Beschwerden klingen mithilfe entzündungshemmender Medikamente verhältnismäßig schnell ab. Lediglich schwerere Bandscheibenvorfälle bedürfen einer chirurgischen Behandlung. Die Symptome sind unterschiedlich, sie hängen von der Größe und Richtung des Bandscheibenvorfalls ab und auch davon, welche Gewebe betroffen sind. Heftige und hartnäckige, in Beine ausstrahlende Schmerzen entstehen, wenn eine Nervenstruktur wie z.B. ein Ischiasnerv betroffen ist. Verletzte Bandscheiben werden von vielen Ärzten oft gar nicht sofort diagnostiziert, weil Patienten über Schmerzen in Hüften, Knien oder Füßen klagen.

Wenn eine beschädigte Bandscheibe im Lendenwirbelbereich liegt, kann es zum so genannten Hexenschuss aber auch Ischiasschmerz kommen. Normalerweise treten die Schmerzsymptome stets an einer Seite des Körpers auf. Wenn der Bandscheibenprolaps jedoch heftig und groß ist, können Schmerzen auch beidseitig auftreten, zum Teil begleitet von schwerwiegenden Folgen. Eine Kompression der Cauda equina, einem Nervenfaserbündel am Ende des Rückgrats, kann zu permanenten Nervenschäden und Lähmungen führen, mit der Folge des Verlusts der Stuhl- und Blasenkontrolle.

BANDSCHEIBENVORFALL: DIE URSACHEN

Fast immer sind Fehlhaltungen oder fehlerhafte Belastung für Bandscheibenprobleme mitverantwortlich. Auch Personen, die beruflich oder im Haushalt viel mit dem Heben von Gegenständen beschäftigt sind, sind entsprechend anfällig. Lendenwirbelbandscheiben werden oft durch das Heben bei gebeugtem Oberkörper beschädigt, physiologisch richtig wäre das Anheben des Gegenstands mit aufgerichtetem Oberkörper und aus den Beinen heraus. Wenn etwa das Aufheben eines leichten Gegenstands, wie eines Bleistifts, schmerzhaft ist, kann dies bereits Warnzeichen für ei-

nen beginnenden Bandscheibenvorfall sein. Bei aufgerichtetem Rücken oder auch im Liegen verteilt sich das Gewicht hingegen vorteilhaft auf alle Bandscheiben. Das Anheben mit gerundetem oder gebeugtem Rücken kann Bandscheiben bis zu zwanzig Mal mehr belasten als das Heben von Gegenständen aus den Beinen heraus.

Austritte von Bandscheibenmasse in den Spinalkanal ereignen sich meist dann, wenn die Vorderseite der Bandscheibe beim Sitzen oder Beugen zusammengepresst wird, der Nucleus pulposus (Bandscheibenkern) nach hinten gepresst wird und gegen den Anulus fibrosis (Faserring) drückt. Bei anhaltender Belastung kann der äußere Faserring reißen, deshalb erhöht ständiges Sitzen und häufiges Heben mit gebeugtem Rücken das Risiko für Bandscheibenvorfälle erheblich. Der gallertartige Inhalt der Bandscheibe tritt dann in Richtung Spinalkanal aus und drückt gegen Nerven, was Schmerzen verursacht.

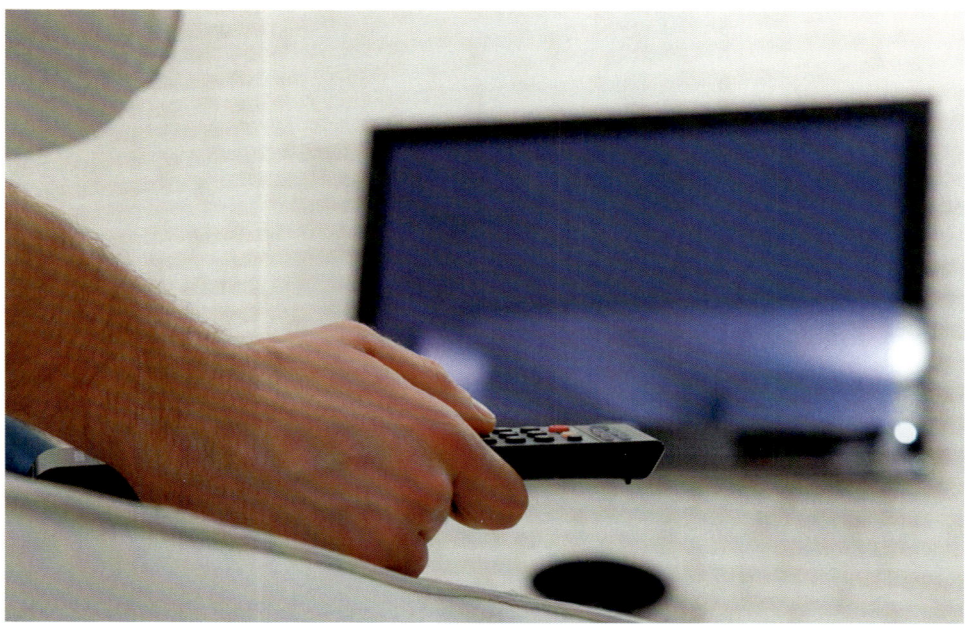

Modernes Laster: TV mit Fernbedienung statt Bewegung

BANDSCHEIBENOPERATIONEN MEIST ÜBERFLÜSSIG

❏ Am häufigsten sind Bandscheibenvorfälle im Lendenwirbelbereich, mehr als 90 Prozent ereignen sich im Bereich der Wirbel L4-L5 und L5-S1.

❏ Symptome zeigen sich im unteren Rücken, im Gesäß, den Hüften und auch in der Anal- bzw. Genitalregion und können bis in die Füße und Zehen ausstrahlen.

❏ In Deutschland werden jährlich rund 160.000 Operationen an der Bandscheibe durchgeführt. Betroffen sind vorwiegend Männer im Alter zwischen 35 und 45 Jahren. Meist treten Bandscheibenprobleme an den unteren Lendenwirbeln auf, die ja auch am meisten belastet werden.

❏ Laut Statistischem Bundesamt stehen Bandscheibenschäden an zweiter Stelle der Berufserkrankungen und sind Ursache für fast ein Fünftel aller Anträge auf Frührente. Der volkswirtschaftliche Schaden allein durch Behandlungskosten liegt bei über 12 Milliarden Euro, hinzu addieren sich die Kosten für Arbeitsausfall, Nachfolgeerkrankungen oder Leistungsminderung

❏ Doch viele Eingriffe an der Bandscheibe sind unnötig und überflüssig. Der Münchner Neurochirurg Dr. Frank Sommer: „In Deutschland wird zu oft an der Wirbelsäule operiert. Dies geschieht häufig, wenn ein Patient direkt zu einem Arzt geht, der auch selbst operiert oder der zu einem Operateur überweist. In interdisziplinären Zentren diskutieren Mediziner unterschiedlicher Fachrichtungen jedoch gemeinsam die optimale Therapie. Kollegen unterschiedlicher Fachrichtungen beraten sich darüber, ob ein Eingriff überhaupt notwendig ist. Wir wissen, dass sich akute Rückenschmerzen oft spontan bessern bzw. durch konservative Behandlungsmethoden erfolgreich behandelt werden können."

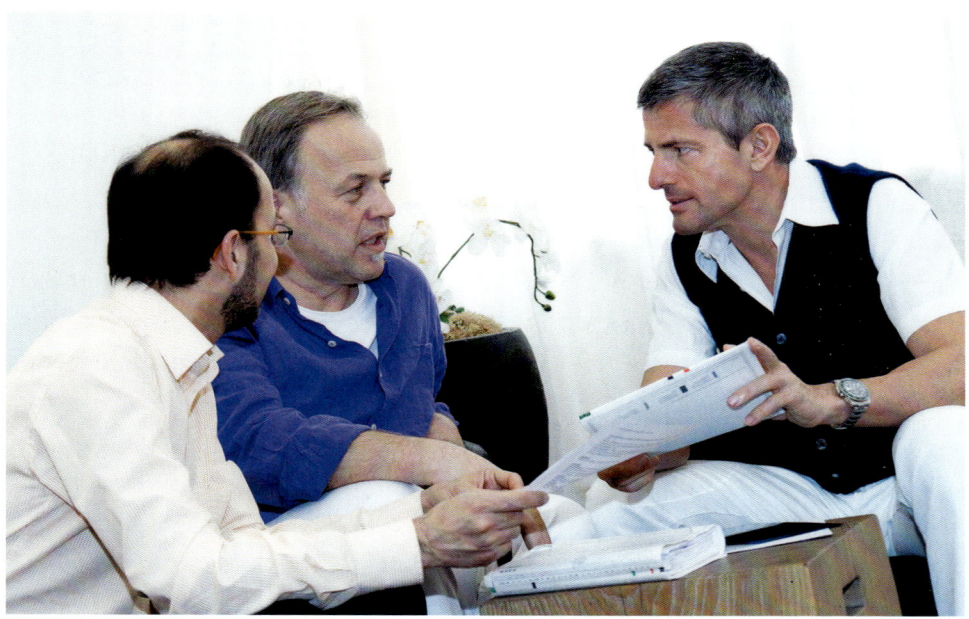

Im interdisziplinären Team bringen Kollegen aus verschiedenen Fachrichtungen ihre Spezialkenntnisse ein

Der Schmerzursache auf der Spur

DIE DIAGNOSE GIBT AUFSCHLUSS

Ein Hexenschuss ist meist schnell wieder vergessen. Doch viele Schmerzen bleiben oder kommen wieder. Viele Patienten, die sich mit Rückenschmerzen an ein interdisziplinäres Wirbelsäulenzentrum wenden, haben etliche Behandlungen hinter sich und leiden immer noch unter teils heftigen Schmerzen. Ihre Klagen wiederholen sich immer wieder.

— „Mein Arzt verschrieb mir Analgetika, erst ASS und Ibuprofen, danach stärkere Schmerzmittel wie Tramal oder Novalgin, am Ende sogar Opiate wie Targin. Doch nichts hat geholfen".
— „Mein Orthopäde gab mir ein Rezept für Krankengymnastikbehandlungen. Doch Übungen, Massagen oder physikalische Therapien halfen nur kurzfristig. Jetzt fange ich wieder bei Null an."
— „Mein Arzt meinte, Stress sei Schuld und schickte mich zu einer Psychotherapeutin. Doch deren Therapien erwiesen sich als wirkungslos. Sie meinte, ich sollte lieber einen Orthopäden aufsuchen, der wiederum wollte mich am liebsten gleich operieren."

Die Behandlung ihrer Rückenprobleme bedeutet für viele Patientinnen und Patienten einen enttäuschenden Weg durch die Instanzen ärztlicher Fachrichtungen. Erst gibt es Tabletten und Physiotherapie, danach folgt die Überweisung zum Kollegen, auf den die Verantwortung dann jeweils übertragen wird. Physikalische Medizin, Mind-Body-Behandlung, Akupunktur, Chiropraktik, Bewegungstherapie, Besuche bei Kardiologen, Radiologen, Gastroenterologen ... es kann viel Zeit vergehen, bevor der Patient eine stichhaltige Diagnose seines Leidens und eine solide Therapieempfehlung erhält.

Nur in sehr gut ausgestatteten Einrichtungen steht ein umfangreiches Instrumentarium an diagnostischen Geräten zur Verfügung, die bei sehr hoher Auflösung eine Darstellung kleinster anatomischer Strukturen ermöglichen, eine unersetzliche Hilfe für die moderne Rücken- und Bandscheibendiagnostik. Diese bildgebenden Verfahren, insbesondere CT- und MRT-Aufnahmen sind im Rahmen der Diagnostik medizinisch notwendig und werden von den Patienten in der Regel auch erwartet.

Ernsthafte Probleme wie Tumore oder Gefäßerkrankungen können damit ausgeschlossen werden. Dennoch kann es sein, dass Diagnosebilder in die Irre führen: Nicht jeder Verschleiß, den eine Aufnahme des Rückens zum

Vorschein bringt, bereitet dem Patienten tatsächlich Probleme und andersherum kann die moderne Diagnosetechnik auch nicht alle Schmerzursachen (etwa psychischer Natur) sichtbar machen. Eine Fixierung auf die Ergebnisse der Bildgebung sollte man vermeiden. Unverzichtbar für die Diagnose und Teil der ärztlichen Sorgfaltspflicht ist die Bildgebung dennoch.

Röntgen

Das Röntgenbild gibt ersten Aufschluss über Ausgangspunkt und mögliche Ursache der Schmerzen. Es zeigt Knochenbrüche, Verschleiß der Wirbelgelenke oder Fehlstellungen der Wirbelsäule. Mittels ionisierender Strahlen im Niedrigdosisbereich werden vom Radiologen Röntgenbilder in mehreren Ebenen erstellt, die eine erste Orientierung bezüglich der Schäden und Veränderungen der Knochenstruktur und der Wirbelgelenke zeigen.

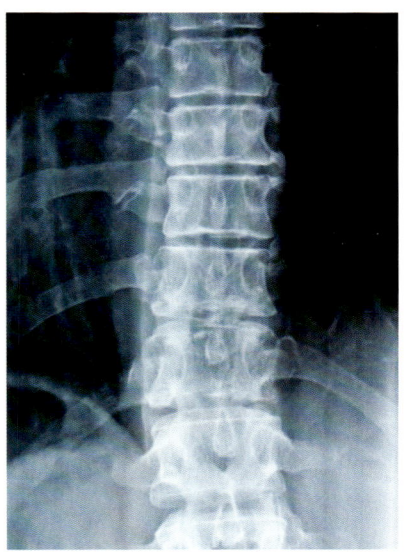

Discographie

Bei diesem Verfahren wird ein spezielles Kontrastmittel in eine Bandscheibe gespritzt, die man als mögliche Schmerzquelle identifiziert hat. Das Kontrastmittel zeichnet die Umrisse der Beschädigungen im Bildwandler auf. Dieses Verfahren wird meistens angewendet, wenn eine Operation wahrscheinlich ist oder wenn Schmerzmittel und andere Maßnahmen für den Patienten keine Besserung gebracht haben. Das Einspritzen des Kontrastmittels erfolgt unter einem gewissen Druck und kann bei Patienten mit einer Bandscheibenschädigung zu einer kurzen lokalen Schmerzhaftigkeit im Rücken führen (Memory Pain). Das Memory-Pain-Phänomen gibt also den Grad der Bandscheibenschmerzhaftigkeit wieder und wird in Grad I bis III eingeteilt.

Computertomogramm (CT)

Ein schnelles und schmerzfreies Verfahren, besonders wenn beim interdisziplinären Ärzteteam der Verdacht besteht, dass es sich bei dem Patienten um eine Spinalkanalstenose (Wirbelkanalverengung) handelt. Besonders wichtig ist hierbei für den behandelnden Arzt die Frage, ob es sich dabei um eine kombinierte oder eine knöcherne Verengung des Wirbelkanals handelt. Bei einer kombinierten Spinalkanalstenose liegt eine Enengung vor, die durch vorgewölbtes Bandscheibengewebe, verdickte Bänder und arthrotische Wirbelgelenke verursacht wird. Im Gegensatz zu einer rein knöchern bedingten Spinalkanalstenose, bei der eher klassisch offen operiert wird, können bei der kombinierten Spinalkanalstenose meist minimal-invasive Wirbelsäulenverfahren wie z.B. die Kathetertherapie mit großem Erfolg eingesetzt werden. Beim Computertomogramm erstellt eine kreisende Röntgenröhre viele Bilder einer betroffenen Körperregion, die mittels computergesteuerter Verarbeitung in dreidimensionalen Bildern wiedergegeben werden.

Kernspintomogramm (MRT)

Dieses hoch innovative Verfahren wird angewendet, um Körperabschnitte nach Schäden und Verletzungen im Bereich von Knochen, Muskelgewebe, Blutgefäßen, Bändern oder Nerven abzutasten. Durch Induktion von Radiofrequenzwellen in ein Magnetfeld werden die zuvor ausgerichteten Wasserstoffprotonen stimuliert und die dadurch entstandenen Signale in Bildpunkte umgewandelt. Inzwischen gibt es spezielle unter-

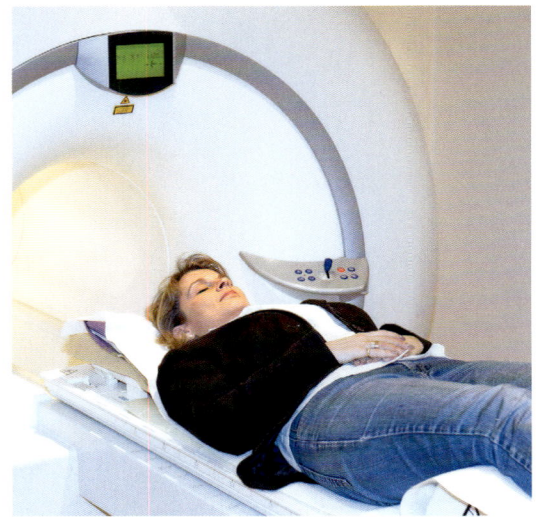

Innovative Analyse: die Kernspintomographie macht kleinste Gewebsschäden sichtbar

schiedliche MRT-Verfahren, die Informationen über Struktur und Funktion von Organen, Knochen, Knorpel, Weichteilen und Blutgefäßen liefern. Dies ist eine außerordentlich wichtige Hilfe bei der Bewertung von Rückenleiden. Die Kernspintechnik ermöglicht unterschiedlichste Ebenen der Darstellung einzelner Strukturen in kurzer Zeit und kann mittlerweile auch die Position medizinischer Geräte bei Eingriffen überwachen.

Elektromyographie

Bei diesem Verfahren werden Muskeln mit feinen Nadeln untersucht. So kann die Aktivität der Muskelfasern auf verschiedenen Kriterien geprüft werden. Mit dem Verfahren lässt sich z.B. feststellen, ob die einen bestimmten Muskel versorgende Nervenwurzel akut oder chronisch geschädigt ist. Zudem leistet die Elektromyographie einen Beitrag, um den Schaden genau zu lokalisieren.

PATIENT & ÄRZTETEAM: DAS VERTRAULICHE GESPRÄCH

Ursachen von Rückenschmerzen zu entschlüsseln, ist eine große Herausforderung, auch für ein interdisziplinäres Ärzteteam. Damit einem Schmerzpatienten wirklich geholfen werden kann, müssen folgende Rahmenbedingungen unbedingt gegeben sein.

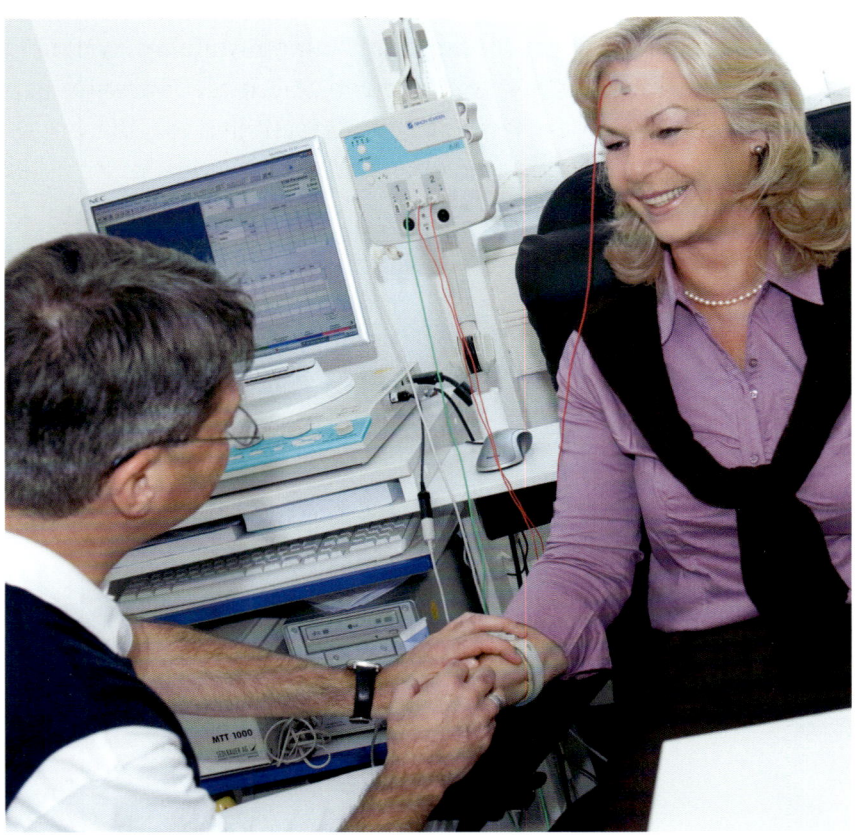

*Neurologische Untersuchung: Die Messung der Nervenleitgeschwindigkeit
zeigt Nervenschädigungen auf*

Zeit für die Patienten

Mit der Drei-Minuten-Medizin kann man vielleicht einen Schnupfen behandeln, aber niemals einen Menschen von schwerwiegenden Rückenschmerzen befreien. Dazu ist eine ausführliche Schmerzanamnese ebenso unabdingbar wie eine gründliche körperliche Untersuchung.

Passion und Leidenschaft

Beim Herausarbeiten einer Diagnose und der zum einzelnen Patienten passenden Therapie muss das gesamte interdisziplinär behandelnde Team hoch motiviert sein. Ohne Engagement, Liebe zum Detail und echtes Interesse am Patienten ist keine Heilung möglich.

Vertrauen

Gemeinsames Ziel muss es sein, den Patienten ein schmerzfreies Leben zu ermöglichen und die ihm zustehende Lebensqualität zurückzugewinnen. Dazu ist es notwendig, eine intensive Vertrauensbasis aufzubauen. Schmerzpatienten brauchen intensive Begleitung und offene Worte: Der Weg zu einem schmerzfreien Rücken kann durchaus auch einmal beschwerlich sein und viel Zeit in Anspruch nehmen.

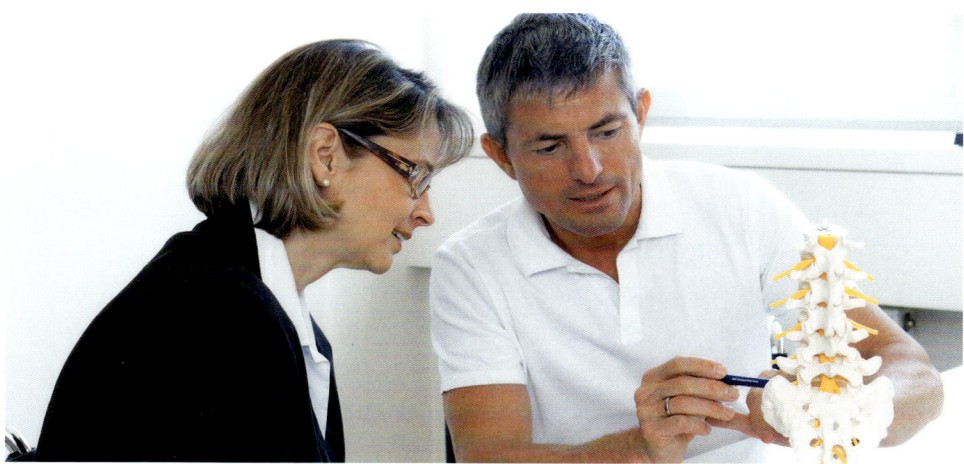

Das Gespräch mit dem Patienten ist der wichtigste Schlüssel zur richtigen Diagnose

Respekt vor dem Schmerz

Schmerzen müssen ernst genommen werden. Sie sind ein Warnsignal des Körpers, das Beachtung verlangt und nicht zu einem Dauerzustand werden darf. Chronischer Schmerz kann zu Persönlichkeitsveränderungen bis hin zu starken Depressionen führen. Je länger Schmerzen fortbestehen, desto größer ist die Gefahr, dass sie bleiben. Das macht ihre Behandlung schwieriger, aufwändiger und teurer. Die moderne Schmerzmedizin ist in der universitären Ausbildung von Ärzten immer noch nicht verankert – auf den Schmerz spezialisierte Ärzteteams haben deshalb besondere Verantwortung. Sie sollten auch ihrem Fortbildungsauftrag unbedingt nachkommen.

Patientenzuwendung

Patienten, die sich mit Rückenschmerzen an ein Spezialistenteam wenden, haben oft schon einen langen Leidensweg hinter sich. Sie kennen ihr Rückenleiden bis ins Detail aus der täglichen Erfahrung und in verschiedenen Situationen. Voraussetzung für eine erfolgreiche Behandlung ist die Anamnese, die Krankengeschichte des Patienten, die möglicherweise bereits Aufschluss darüber gibt, welche Ursachen und Beschwerden dem Rückenleiden zugrunde liegen bzw. auf welche Weise sie in der Vergangenheit zur Entwicklung der Rückenschmerzen beigetragen haben. Beim Anamnesegespräch geht es darum, das Wissen des Patienten für das Ärzteteam nutzbar zu machen und durch gezielte Fragestellungen die Problematik der Schmerzen zu ergründen.

— Wie und wo sind Sie bisher behandelt worden?
— Wo genau haben oder empfinden Sie Ihre Schmerzen?
— Wie strahlen sie aus?
— Wann sind Ihre Schmerzen erstmals aufgetreten?
— Haben sie sich seitdem verstärkt?
— Sind Ihre Rückenbeschwerden mitunter schwächer oder heftiger?
— Sind Sie insbesondere in den letzten Tagen oder Wochen stärker geworden?

- Wie können Sie die Schmerzen beschreiben?
- Fühlen Sie sich durch Ihre Rückenschmerzen eingeschränkt? Und wenn ja, wie stark?
- Stehen Sie unter starkem Stress?
- Sitzen Sie viel am Computer? Üben Sie eine Tätigkeit aus, die den Rücken belastet?
- Leiden Sie unter depressiven Verstimmungen?

Der wichtige Blick zurück

Manches Ereignis in früheren Jahren mag dazu beitragen, dass sich aktuell ein Rückenleiden ausprägt. Der analytische Blick in die Vergangenheit gehört deshalb ebenfalls zur Anamnese.

- Hatten Sie bereits Rückenbeschwerden und was war die Therapie?
- Welche Krankheiten, Behandlungen, Operationen liegen hinter Ihnen?
- Welche Organbeschwerden haben oder hatten Sie?
- Familienkrankheiten: Welche Beschwerden oder Krankheiten sind typisch oder häufig?
- Sozialer Hintergrund: Welche Rolle spielen Ihre häuslichen, familiären oder finanziellen Verhältnisse?
- Welche Sportarten haben Sie früher betrieben?

DER SCHMERZFRAGEBOGEN

❏ Diesen Fragebogen, der Schmerzpatienten immer vorgelegt wird, liefert einen ersten Eindruck über die Intensität der empfundenen Schmerzen. Er ergänzt die Ergebnisse der Befragungen der Mediziner in den Diagnoserunden.

❏ Vor allem dann, wenn Rückenschmerzen über Monate oder Jahre hinweg anhalten, wird der Schmerzfragebogen zum unverzichtbaren analytischen Hilfsmittel, um Schmerzzustände in ihrer Gesamtheit zu beurteilen.

❏ Der Patient trägt im Fragebogen in einer sogenannten VAS-Skala (Visual Analog Scale) die Intensität seiner Schmerzen ein (0 keine Schmerzen bis 10 unerträgliche Schmerzen). Weitere Fragen sind z. B.: „Wie empfinden Sie die durchschnittliche Schmerzstärke während der letzten 4 Wochen?" – „Geben Sie bitte Ihre momentane Schmerzstärke an." – „An wie vielen Tagen konnten Sie im Laufe der vergangenen 3 Monate schmerzbedingt Ihrer Arbeit nicht nachgehen?" Oder: „Geben Sie bitte an, welche Schmerzstärke für Sie noch erträglich wäre."

❏ In der Auswertung geht es nicht nur um Therapieansätze, sondern auch um eine mittelfristige Bewertung der Lebensqualität nach den Normen „Schlaf", „Aktivität", „Wohlbefinden", „Schmerzkontrolle" usw.

❏ Zusätzlich zum Schmerzfragebogen empfehlen die Ärzte der Diagnose- und Therapierunde den Patienten auch das Führen eines individuellen Schmerztagebuchs, das den Verlauf der weiteren Behandlung begleitet und unterstützt.

DIE KÖRPERLICHE UNTERSUCHUNG

Bei der körperlichen Untersuchung im interdisziplinären Medizinerteam wird zunächst der Verlauf der Wirbelsäule mit ihren 33 Wirbeln geprüft und die einzelnen Muskelpartien abgetastet, um Verspannungen festzustellen und schmerzhafte Stellen zu lokalisieren. Da Rückenschmerzen durch eine schwache Muskulatur begünstigt werden, muss der Zustand der Muskulatur genau beurteilt werden. Flexibilität und dreidimensionale Beweglichkeit der Wirbelsäule werden ebenso geprüft.

Ein Facharzt beurteilt, ob die Wirbelsäulenbeschwerden bereits zu neurologischen Beeinträchtigungen oder gar Ausfällen geführt haben. Rückenschmerzen können auch eine entzündliche Ursache haben. Typische Hinweise darauf sind nächtliche Schmerzen oder steife Gliedmaßen am Morgen, Beschwerden, die sich nach dem Aufstehen durch wärmende Bewegung und aktivierte Durchblutung bessern. Oder auch Schmerzen, die langsam beginnen und sich steigern, sowie wechselnde Schmerzen im Gesäßbereich.

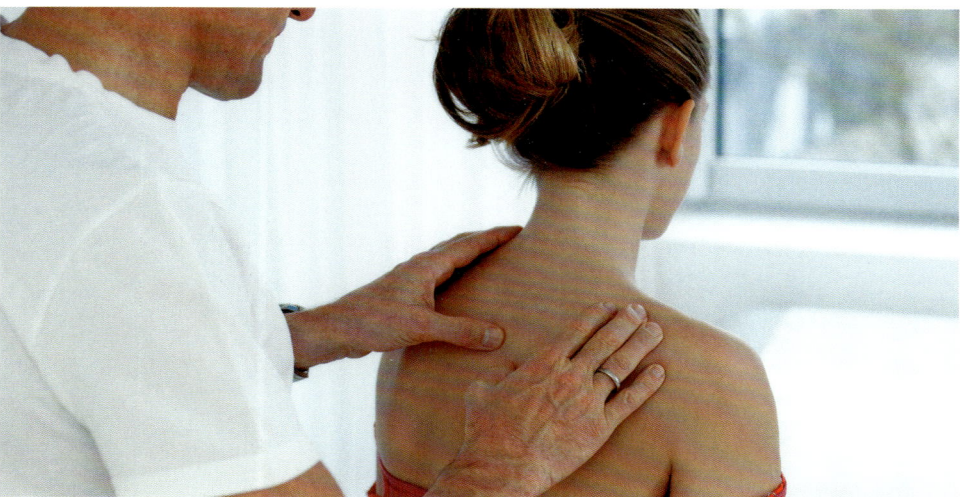

Die körperliche Untersuchung beginnt mit behutsamem Abtasten

Um herauszufinden, wo die Ursache der Wirbelsäulenerkrankung liegt, schauen sich die Experten der interdisziplinären Therapie die Wirbelsäule und deren Verlauf sehr genau an. Dabei kommt man mitunter angeborenen Entwicklungsstörungen auf die Spur, so z.B. Blockwirbeln, Verschmelzungen zweier oder mehrerer Wirbelkörper. Derlei Aufbaustörungen können bereits im Säuglingsalter auftreten, mit Folgen, die eine Aufrichtung des Oberkörpers erschweren oder gar unmöglich machen. Damit verbundene Schmerzen erfordern häufig Untersuchungen mit der Kernspintomographie (MRT) oder auch einer dreidimensional errechneten MRT. Diese Art der Wirbelsäulenvermessung ist vergleichsweise neu, sie kann ohne Röntgenbelastung zur Erstdiagnostik und für Verlaufskontrollen bei Wirbelsäulenproblemen eingesetzt werden.

DIE VIERDIMENSIONALE WIRBELSÄULENVERMESSUNG

Die vierdimensionale Wirbelsäulenvermessung ist ein innovatives Verfahren, das selbst geringfügige Verkrümmungen des Rückgrats über ein sensibles optisches Messverfahren in nur 0,04 Sekunden aufzeigt. Derlei pathologische Abweichungen vom Idealverlauf der Wirbelsäule werden meist nicht erkannt, sind aber häufig Ursache für Beschwerden und Schmerzen. Diese neue Diagnosetechnik vermisst das Skelett millimetergenau mit einem Lichtraster, sowohl Lage als auch Form der Wirbelsäule. Ein Computer, ein Projektor und eine Videokamera werden zu einem Gerät kombiniert, dessen Projektor ein paralleles Linienraster auf den Rücken des Patienten zeichnet und vorhandene Verwerfungen aufzeigt. Bei Wirbelsäulenverkrümmungen oder Fehlhaltungen – ablesbar auf dem dreidimensionalen Bild – kann der behandelnde Arzt gegebenenfalls genau bestimmen, wie ein eventueller Beckenschiefstand behoben werden kann.

Von der Krankengymnastik bis zur Bandscheibenprothese

THERAPIEN GEGEN DEN SCHMERZ

Konservative Therapien haben bei der Behandlung von Rückenschmerzen immer Vorrang. Sie sind erste Wahl, solange sie zu einer Besserung der Beschwerden führen. Im Kompetenzteam hat der Physiotherapeut eine wichtige Stimme. Er wird bei extremen Schmerzen abraten, ansonsten aber eine ganze Palette erfolgreicher Maßnahmen anbieten. Physiotherapeutische Maßnahmen geben dem Betroffenen die Möglichkeit, aktiv etwas für seine Gesundheit zu tun und sein Wohlbefinden zu erhöhen. Sie lindern akute und chronische Schmerzen, können Haltungen stabilisieren und dienen der Prävention. Die Möglichkeiten sind weit gefasst. Unter anderem versprechen die folgenden Therapiemaßnahmen Erfolg:

— Krankengymnastik
— Manuelle Therapie
— Osteopathie und Craniosacrale Therapie
— Lymphdrainage
— Elektrotherapie
— Medizinisches Funktionstraining
— Rehabilitatives Muskelaufbautraining
— Haltungs- und Rückenschule
— Wirbelsäulengymnastik
— Wärme

CARSTEN R. ENTSCHEIDET SICH: MIT DISZIPLIN GEGEN DEN SCHMERZ BEI WIRBELGLEITEN

Mein Freund **Carsten R. (35)** bat mich vor einiger Zeit um meine Meinung zu einer geplanten Operation. Ihm war schon länger bekannt, dass einer seiner Lendenwirbel einen unvollständiger Wirbelbogen aufwies. Schon in sehr jungen Jahren hatte dies zu einer schmerzhaften Verschiebung des untersten Lendenwirbelkörpers nach vorne geführt. Zum damaligen Zeitpunkt war **Carsten R.** als Surflehrer tätig. Eine seltene Wetterkonstellation hatte eines Morgens dazu geführt, dass er mit zu großem Segel gegen den Wind surfen musste. Obwohl der junge Mann erfahren und gut trainiert war, überforderte diese große Anstrengung den instabilen Bereich seiner Lendenwirbelsäule.

Eine beim Schotstart plötzlich einschießende Böe verstärkte den Druck im Segel so sehr, dass er trotz maximal angespannter Rumpfmuskulatur einen heftigen Schmerz verspürte. **Carsten R.** konnte sich mit Mühe auf das Surfbrett hieven und musste an diesem Tag mit dem Schulungsboot zum Ufer zurückgebracht werden. In den folgenden Wochen waren die selbst verordneten Schmerztabletten seine ständigen Begleiter. Dann verschwand der Schmerz so schnell wie er gekommen war. **Carsten R.** ging weiterhin intensiv sportlichen Aktivitäten nach und blieb nicht zuletzt deshalb zunächst von weiteren Schmerzen verschont.

Erst Jahre später meldete sich das alte Problem zurück. Dieses Mal waren die Symptome anders. **Carsten R.** verspürte nach dem Skifahren – er hatte den Tag mit seinen Kindern in meist gebeugter Haltung am Babylift verbracht – ein Pelzigkeitsgefühl im Fuß. Beunruhigt suchte er nach dem Urlaub einen Orthopäden auf. Dieser überwies ihn zur kernspintomografischen Untersuchung. Sie ergab eine klare Diagnose: kombinierte Einengung des Wirbelkanals durch Bandscheibenvorwölbung und verschiebungsbedingte knöcherne Einengung im untersten Wirbelsäulensegment

mit Nervenwurzelbeteiligung. Ein besorgniserregender Befund für den jungen Mann, der sich soeben selbstständig gemacht hatte und auf seine volle körperliche Leistungsfähigkeit dringend angewiesen war. Eine in seinem Fall angeratene Stabilisierungsoperation konnte und wollte sich **Carsten R.** nicht vorstellen. Die Risiken erschienen ihm zu groß, mögliche Spätfolgen durch die feste Verbindung zweier Wirbel untragbar. Er suchte händeringend nach einem Ausweg. Zu diesem Zeitpunkt suchte er meine Praxis auf.

Der vorliegende Befund zeigte wenig Hoffnung auf eine dauerhafte Besserung ohne Operation. Da ich **Carsten R.** jedoch lange als außergewöhnlich zielstrebig kannte und auf die Willenskraft des jungen Mannes vertraute, wagte ich einen ungewöhnlichen Therapievorschlag. Ich stellte ihm die Frage, ob er bereit wäre, sein Sport- und Trainingsverhalten komplett umzustellen und damit auch seinen Lebensstil grundlegend und dauerhaft zu ändern. Zusammen mit einem Physiotherapeuten würden wir ein Trainingsprogramm ausarbeiten, das von nun an in seinen ohnehin schon sehr dichten Alltag integriert werden müsste. Über die weitreichenden Folgen meines Vorschlags war ich mir im Klaren, doch ich sah in einem drei- bis viermal wöchentlich konsequent durchgeführten ca. 45-minütigen Trainingsprogramm zur Kräftigung der Rumpf- und Rückenmuskulatur die einzige Alternative zur angeratenen Operation. Eine Stabilisierung des betroffenen Wirbelsäulenabschnitts war aus meiner Sicht anders nicht zu erreichen.

Carsten R. erklärte sich damit einverstanden, es zu versuchen. Zunächst reduzierte er durch regelmäßiges Ausdauertraining sein Gewicht um acht Kilo. Dann baute er schrittweise die bei seiner Schädigung unabdingbare kräftige Bauchmuskulatur auf. Für die Absolvierung seines Trainingsprogramms kam ihm der volle Rückhalt seiner Familie zugute; sie amüsierte sich bald über den nun hauseigenen Sixpack. Nachdem er selbst sich mit Konsequenz und Disziplin an den neuen Lebensrhythmus gewöhnt hatte,

wurde es für alle selbstverständlich, dass **Carsten R.** nahezu täglich Zeit für seine „Hausaufgaben" brauchte, das Golfspielen der Vergangenheit angehörte und Urlaubsorte nicht zuletzt nach den dort vorhandenen Trainingsmöglichkeiten ausgesucht wurden.

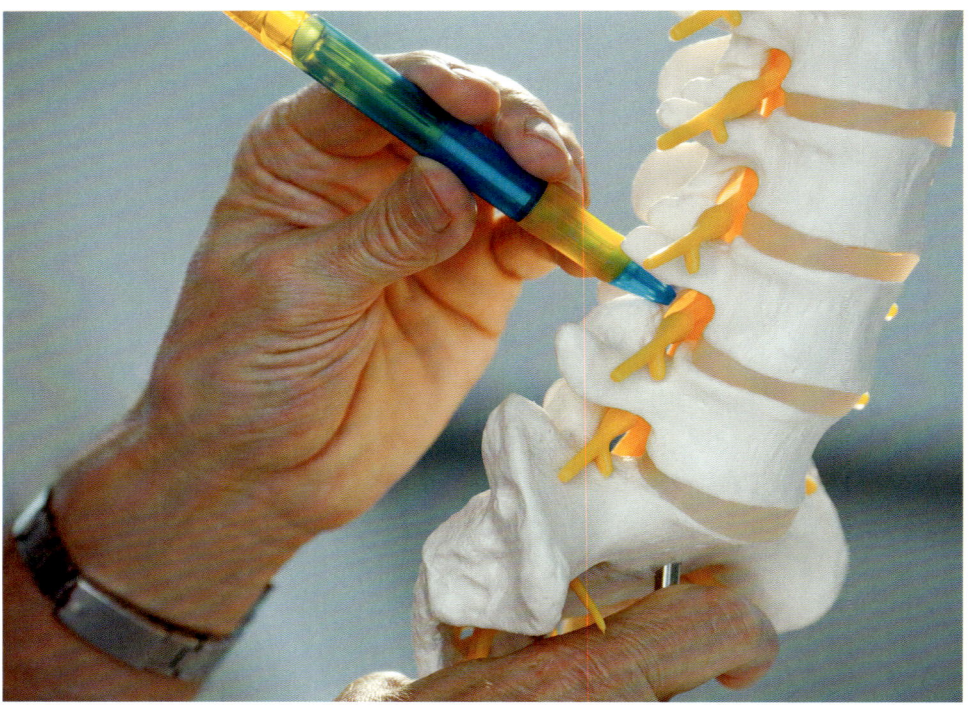

Erklärung am Modell: Wenn kombinierte Einengungen des Wirbelkanals Nervenwurzeln bedrängen

Carsten R. hat sein tägliches Kraft- und Ausdauertraining bis heute beibehalten. Er wurde nicht operiert. Trotzdem kann er dem geliebten Wassersport wieder ohne große Probleme nachgehen und genießt ein paar weitere Vorzüge seines täglichen Trainingsprogramms: Er kann kulinarische Köstlichkeiten ohne Reue genießen. Und sein Herz/Kreislaufsystem ist gut in Form. Das hilft ihm nicht zuletzt, seinen fordernden Berufsalltag unbeschadet zu überstehen.

WAS STECKT HINTER DER DIAGNOSE WIRBELGLEITEN?

❏ Ein Wirbelkörper ist gegen den anderen meist nach vorne verschoben.

❏ Dies führt zu einer indirekten Bandscheibenvorwölbung und engt den durch die Verschiebung knöchern verengten Wirbelkanal zusätzlich ein.

❏ Bei leichten Verschiebungen und überwiegend bandscheibenbedingter Einengung ist eine minimal-invasive Katheterbehandlung möglich.

❏ Mithilfe von Physiotherapie wird anschließend die Rumpf- und Bauchmuskulatur auftrainiert.

❏ Wenn die knöcherne Einengung überwiegt, ist meist eine Operation nötig. Der Chirurg entfernt das beschädigte Bandscheibengewebe, setzt in das Bandscheibenfach zwischen den beiden Wirbelkörpern ein kleines Implantat aus Titan als Platzhalter ein und stabilisiert die beiden Wirbelsegmente.

MINIMAL-INVASIVE VERFAHREN

Die moderne minimal-invasive Wirbelsäulentherapie kennt viele Möglichkeiten, um Rückenleiden auch ohne offene Operation langfristig entgegenzuwirken. Diese schonenden Verfahren belasten den Körper weniger als neurochirurgische Eingriffe und können teilweise ambulant durchgeführt werden. Meist beginnt die Therapie mit einer zeitlich begrenzten gezielten Schmerztherapie mit Medikamenten, Physiotherapie und Injektionen. Ziel ist es, den Schmerz sofort zu unterbinden. Die Beibehaltung der normalen Aktivität ist in dieser Phase wichtig. In Ausnahmefällen kann man sehr starke Schmerzen mit schwachen Opiaten behandeln. Führen diese Maßnahmen nicht zum Erfolg, sollten minimal-invasive Verfahren zum Einsatz kommen.

Hitzesondenbehandlung (Facettengelenkdenervation)

Dieses wenig invasive Verfahren hat eine Wirkdauer von mehreren Jahren. Zunächst werden die betroffenen Wirbelsäulenabschnitte örtlich betäubt. Unter Röntgenkontrolle sucht der Behandler mit einer Kanüle gezielt die Schmerzfasern an den Wirbelsäulengelenken auf. Dorthin führt er die Hitzesonde in einem ganz bestimmten Winkel ein. Computergesteuert stellt er über die Sonde fest, ob diese richtig an den betroffenen Schmerzfasern liegt, die behandelt werden sollen. Anschließend wird noch einmal ein örtliches Betäubungsmittel gespritzt, jetzt jedoch direkt an die zu behandelnde Stelle. Als nächstes wird die Sondenspitze erhitzt und mehrere kleine Bezirke verödet. Die Leitfähigkeit der hier verlaufenden Schmerzfasern

wird somit unterbrochen, der Schmerz kann sich nicht weiter ausbreiten. Da jedes Wirbelgelenk von mehreren Schmerzfasern versorgt wird, müssen mehrere Stellen (Wirbelgelenke) behandelt werden.

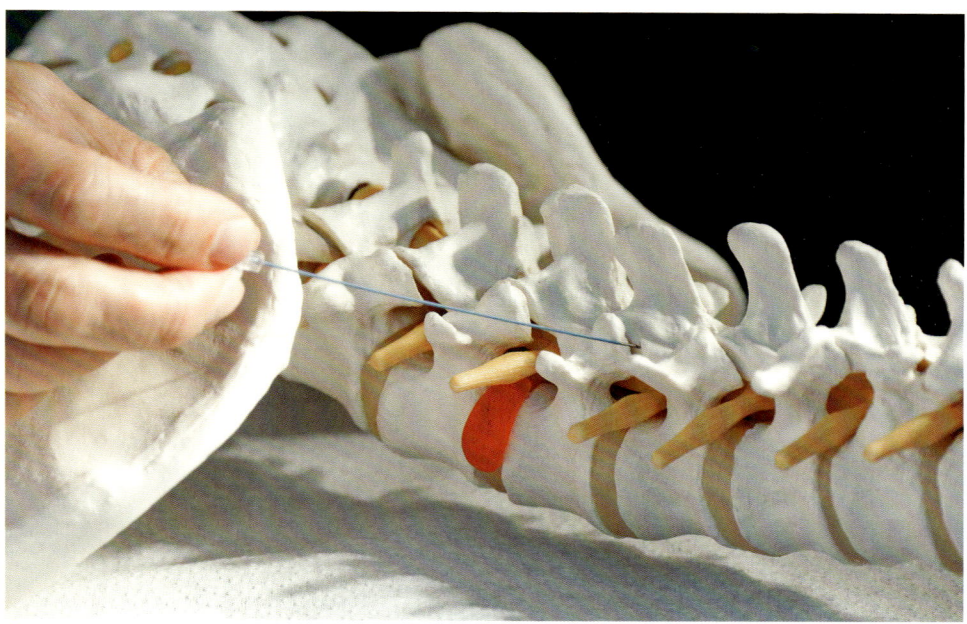

Die feine Hitzesonde liegt exakt an der zu behandelnden Schmerzfaser

Lasertherapie (Perkutane Laserdiskusnukleotomie PLDN)

Mit dem Mikrolaser kann eine effektive und gezielte Schmerzbehandlung bei Erkrankungen der Bandscheibe durchgeführt werden. Die Therapie erlaubt auch eine Behandlung in besonders engen und schwer zugänglichen Bereichen der Bandscheiben. Die energiereichen Strahlen eines modernen Diodenlasers werden über eine besonders dünne Mikronadel in die Bandscheibe geleitet, die mithilfe dieser Strahlen aktiv reagieren und ihre Wirkung entfalten. Es kommt gleichzeitig zu vier therapeutischen Effekten: Der Bandscheibenkern schrumpft und drückt nicht mehr auf die Nervenwurzel. Schmerzsensible Schmerzfasern werden ausgeschaltet und die Produktion von Übertragungsstoffen unterbunden. Kleine Bandscheibeneinrisse werden verschlossen und die Bandscheibe stabilisiert. Ein Absenken des Zwischenwirbelraumes und die Gefahr der Ausbildung von Beschwerden durch Höhenverlust der Bandscheibe z.B. nach Operation (Postnukleotomiesyndrom) wird verhindert.

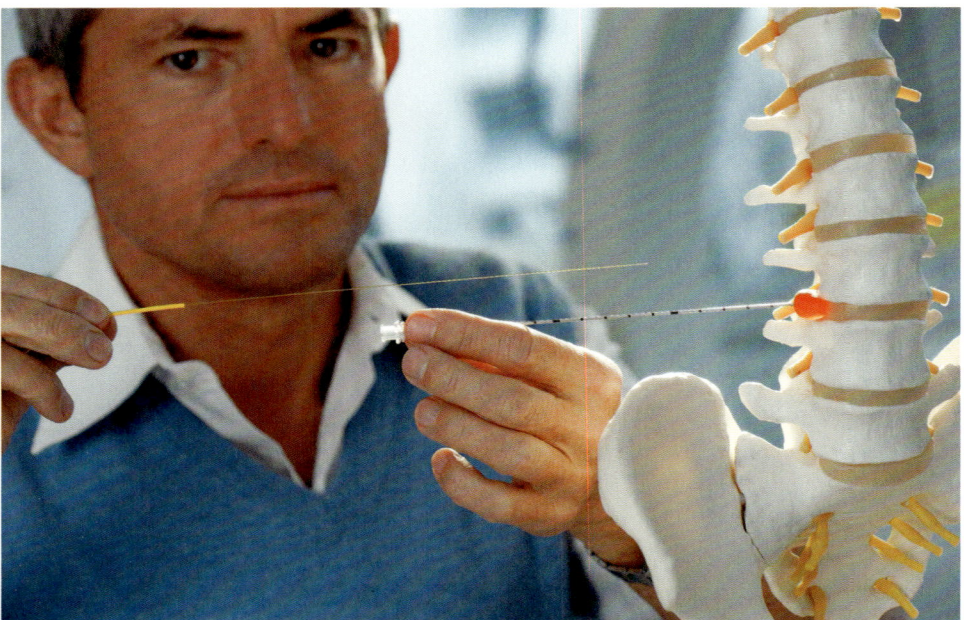

Nach dem Platzieren der Kanüle wird die dünne Laserfaser eingeführt

Katheterbehandlung (Epidurale Neurolyse und Neuroplastik)

Die minimal-invasive, epidurale Wirbelsäulen-Kathetertechnik unterscheidet sich von anderen Katheterbehandlungen durch den speziell weiterentwickelten elastischen Katheter. Dank einer kleinen Sonde ermöglicht er eine exakte Behandlung der betroffenen Nervenwurzel. Unter örtlicher Betäubung und in leichter Dämmerschlafnarkose wird eine Spezialkanüle in den Epiduralraum der Wirbelsäule eingeführt. Die spezielle Sonde wird unter Bildwandlerkontrolle und Kontrastmittelgabe zielgenau im rückenmarksnahen Bereich der Wirbelsäule platziert. Durch die zielgenaue Injektion von Medikamenten wird über die osmotische Wirkung eine Schrumpfung des Gewebes erreicht, das den Nerv bedrängt. Entzündungen bilden sich zurück. Rückenmarksnahe Vernarbungen und Verklebungen werden durch eine zusätzliche Enzymgabe gelöst.

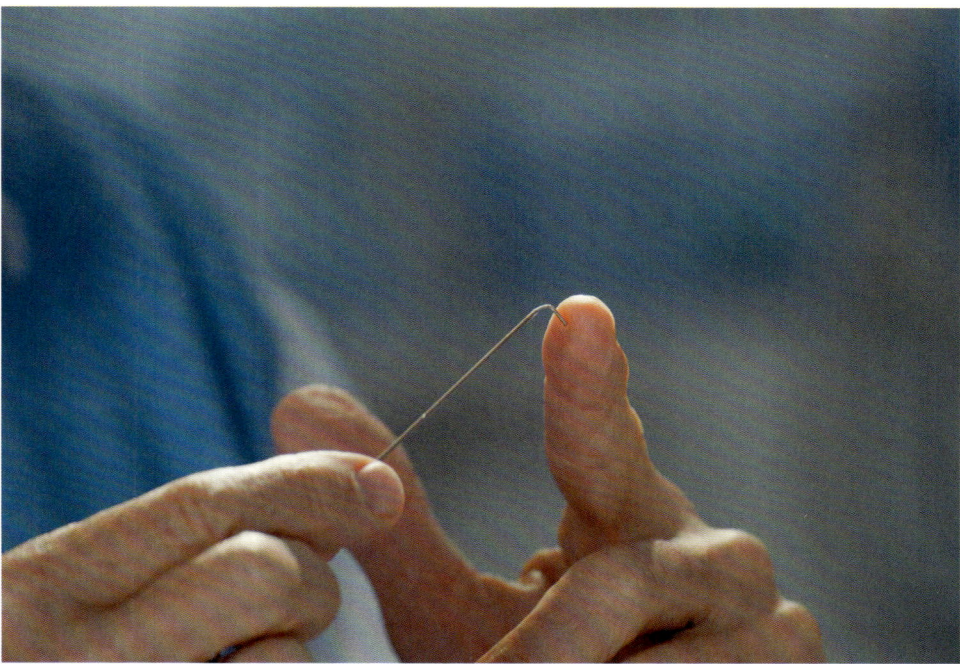

Innovative Kathetertechnik mit der flexiblen Spitze

Rückenmarksspiegelung (Epiduroskopie)

Die Epiduroskopie liefert räumliche und farbige Abbildungen anatomischer Strukturen des Epiduralraumes und wird sowohl zu diagnostischen wie auch zu therapeutischen Zwecken eingesetzt. Die Rückenmarksspiegelung ermöglicht das Unterscheiden und Dokumentieren von lokalen Entzündungen, Verklebungen, Narbenbildungen, Engstellen und Resten von Bandscheibenvorfällen sowie Nervenverletzungen. Aber auch das Lösen von Narben sowie die exakte Platzierung eines Katheters und eine direkte Medikamenteneinspritzung können mithilfe der Epiduroskopie vorgenommen werden.

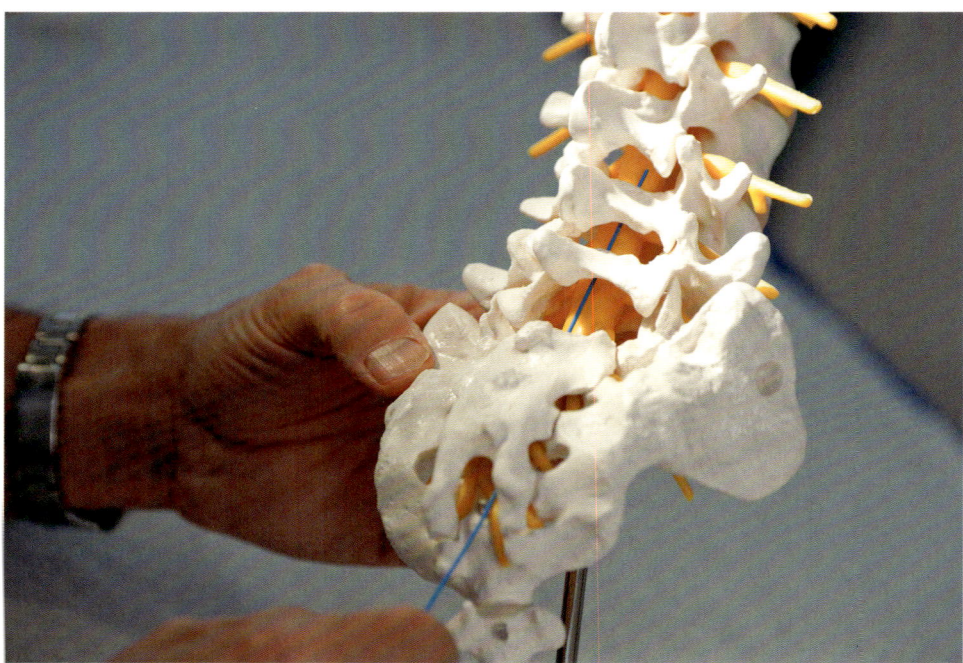

Der dünne E-Kath im Wirbelsäulenmodell

RÜCKENRETTUNG VOR DER HOCHZEIT

Kurz vor der Hochzeit wachsen gewöhnlich die Nervosität und der Stress, noch die letzten Dinge zu erledigen. So war es auch bei **Susanne B. (48)**, als sie eine Woche vor ihrer Trauung ihre Eltern zum Abendessen besuchte. Dabei fuhr ihr plötzlich ein heftiger Schmerz in den Rücken. „Ich hoffte zunächst, dass die Beschwerden mit ein wenig Ruhe nachlassen würden, doch am nächsten Morgen konnte ich kaum aus dem Bett aufstehen", erzählte sie, als sie sich in unserer Praxis vorstellte. „Mit Blick auf das bevorstehende Fest stieg in mir die Panik auf, bei der Hochzeit nicht fit zu sein."

Die Diagnose ergab einen Bandscheibenvorfall. Da an eine andere Therapie bis zur Hochzeit nicht zu denken war, verabreichten wir ihr nun täglich Schmerzspritzen. Dabei wird unter Bildwandlerkontrolle eine dünne Nadel direkt in die Nähe der vom Bandscheibenvorfall bedrängten Nervenwurzel geführt. Schmerzstillende, entzündungshemmende und abschwellende Medikamente werden unter Sicht genau dorthin gespritzt. Mit Erfolg: Innerhalb von wenigen Tagen zeigte sich die lindernde Wirkung. „Die Hochzeit am Samstag war wunderschön. Selbst der Brautwalzer am Abend war kein Problem für mich", freute sich meine Patientin, als sie am Tag nach dem Fest ihre letzte Schmerzmittelinjektion erhielt.

Die Schmerzen sind nicht wiedergekommen. **Susanne B.** ging regelmäßig zur Physiotherapie, um einer langfristigen Stärkung des Rückens zu erreichen. „Ich achte nun viel bewusster auf meine Wirbelsäule", sagt sie. Richtiges Bücken und Heben gehören für sie inzwischen selbstverständlich zum Alltag. Zudem plant sie, mit Pilates anzufangen.

ZURÜCK INS SKI-GLÜCK

Christine S. (49) gehört nicht zu den typischen Rückenschmerzpatientinnen. Jung, sportlich und dynamisch, fuhr die Relocation Consultant nicht nur regelmäßig Ski, Mountainbike und Wasserski, sondern trainierte zudem täglich ihren Rücken mit gezielten Übungen. Mit Mitte 30 erlitt sie dennoch ihren ersten Bandscheibenvorfall.

Vor etwa zwei Jahren hatte Sie ihr Wirbelsäulentraining ein wenig schleifen lassen. Trotzdem arbeitete sie die gesamte Wintersaison hindurch als Skilehrerin – damit mutete sie ihrem Rückgrat zuviel zu. Im Frühjahr führten massive Schmerzen an der Lendenwirbelsäule dazu, dass sie krankgeschrieben wurde. Der Versuch, den Beschwerden mithilfe von Entspannungsmassage und dem wieder aufgegriffenen gezieltem Muskelaufbau entgegenzuwirken, blieb erfolglos.

In dieser Phase stellte sich **Christine S.** in unserer Praxis vor. Die Magnetresonanztomografie ergab, dass sie unter einer Vorwölbung der Bandscheiben im Lendenwirbelbereich litt. Nach einem eingehenden Beratungsgespräch riet ich ihr zu einer Behandlung mit dem Mikrolaser. Hier führen wir eine dünne Laserfaser durch eine Nadel in die betroffene Bandscheibe ein. Dann wird zunächst eine kleine Menge Kontrastmittel direkt in die Bandscheibe eingespritzt. Bei Bandscheibenverschleiß kann dies zu einem lokalen Druckgefühl oder kurzzeitigem Schmerz führen. Wir nennen diese Reaktion „Memory-Pain-Phänomen". Verursacht werden diese Schmerzen durch in das Bandscheibengewebe eingewachsene Schmerzfasern.

Mit der Discographie können wir aber auch den Verschleiß einer Bandscheibe sichtbar machen. Je nach Ergebnis der durchgeführten Discographie wird nachfolgend die dünne Laserfaser in die Bandscheibe eingeführt und Laserenergie eingeleitet. Das führt zu gleich vier Effekten: Vorgewölbtes oder vorgefallenes Bandscheibengewebe schrumpft. Die Schmerz-

fasern werden durchtrennt, Schmerzhormonbildungsstellen werden beseitigt und kleinere Einrisse können verschweißt werden. Der Schmerz verschwindet, die Bandscheibe wird wieder belastbar.

Die Therapie wirkte nachhaltig. **Christine S.** ist heute wieder beschwerdefrei. Sie kann ihren Alltag normal bewältigen und freut sich nun auf die nächste Skisaison. Ihr stetiger Begleiter wird dabei allerdings wieder das tägliche Rückentraining sein.

VOM EPIDURALEN KATHETER ZUM MODERNEN EPIDUROSKOP

Fortschritte in der Medizin entstehen oft aus Unzufriedenheit oder aus Zufall. So war es auch mit der von mir entwickelten minimal-invasiven Epiduroskopie. Mein Ärzteteam und ich hatten bereits etwa 15.000 epidurale Katheterbehandlungen unter Röntgenkontrolle von außen erfolgreich durchgeführt. Nun wünschten wir uns eine technische Weiterentwicklung, um den Epiduralraum direkt über das Endoskop optisch darstellen zu können. Das hätte die Diagnostik und Platzierung des Katheters maßgeblich verbessern können.

Ich hatte in diesem Zusammenhang bereits ein so genanntes Kollateralprodukt aus der klassischen Gelenkendoskopie kennen gelernt, das in Deutschland und in den USA vereinzelt bei der Epiduroskopie zum Einsatz kam. Dieses Instrument war mir allerdings von Anfang an suspekt gewesen, da der Außendurchmesser nach meinem Dafürhalten viel zu groß war. Ich befürchtete, dass es im hoch empfindlichen Epiduralraum mit seinen zahlreichen Nervenstrukturen und Gefäßen zu behandlungsbedingten Komplikationen kommen musste. Deshalb suchte ich technische Möglichkeiten für eine bildgeben-

den Darstellung mit einem Epiduroskop, das denselben geringen Außendurchmesser haben sollte wie der bislang von uns so erfolgreich eingesetzte epidurale Katheter.

Ich hatte die Suche nach einem geeigneten Entwicklungspartner aus der Industrie schon fast aufgegeben, als ich doch noch auf einen Hersteller von haarfeinen Endoskopiefasern stieß. Diese High-Tech-Fasern waren zum Teil in der Lage, die kleinsten Gänge und Hohlräume im menschlichen Körper, wie zum Beispiel den Tränenkanal, zu inspizieren. Die Fasern erschienen mir auch für unseren Anwendungsbereich geeignet. Wir verständigten uns auf ein gemeinsames Entwicklungsprojekt.

Der Aufwand, der in der Entwicklung, Koordination, Testphase und Genehmigungsphase steckte, war immens. Doch er hat sich uneingeschränkt gelohnt. Heute steht uns endlich ein epiduraler Katheter mit endoskopischer Steuerung und einem Außendurchmesser von spektakulären 1,2 mm zur Verfügung (E-Kath der Firma Radimed). Wir haben jetzt die Möglichkeit, mit einem ebenso dünnen Katheter wie bisher zusätzlich Livebilder aus dem Epiduralraum auf einen Monitor zu übertragen. Mit diesem Hightech-Instrument können wir noch schonender und präziser diagnostizieren und bei endgültiger Lage an der zu behandelnden Stelle gezielt behandeln. Eine neue, faszinierende Diagnose- und Behandlungsmöglichkeit ist entstanden.

MIT DER EPIDUROSKOPIE NARBEN LÖSEN

Die Altenpflegerin **Annette U.** spürte die Folgen ihrer beruflichen Belastung schon in jungen Jahren. Sie erlitt mit 28 einen Bandscheibenvorfall und wurde operiert. Das ermöglichte ihr zunächst die Rückkehr in ihren Beruf, doch leider nur für kurze Zeit. Die Schmerzen kamen wieder. Ein zweites Mal wollte sie sich auf keinen Fall operieren lassen, das sagte sie mir gleich zu Beginn unseres ersten Gesprächs. Sie erhoffte sich von mir und meinem Team eine therapeutische Alternative.

Die Untersuchung durch unseren Neurologen und die Kernspinuntersuchung zeigten, dass sich im Wirbelkanal der Patientin infolge des Eingriffs Narbengewebe gebildet hatte, das jetzt seinerseits den Wirbelkanal verengte und auf die betroffene Nervenwurzel drückte. Diese war bereits chronisch gereizt. Zudem war eine kleine Bandscheibenvorwölbung verblieben. Wir schlugen **Annette U.** für ihre vorgeschädigte Wirbelsäule eine Rückenmarkspiegelung (Epiduroskopie mit dem E-Kath) vor.

Der von uns entwickelte nur 1,2 Millimeter dünne Mikro-Katheter enthält sowohl eine extrem dünne Videofaser als auch einen Kanal, durch den wir Medikamente in die Wirbelsäule injizieren können. Die Rückenmarkspiegelung ermöglicht es uns, unter direkter Sicht durch das Epiduroskop die Katheterspitze im Wirbelkanal zu dirigieren. So können wir genau erkennen, wo sie millimetergenau platziert werden muss, um mit den entsprechenden Medikamenten ein Lösen der Narben und Verklebungen, eine Bekämpfung der Entzündung und ein Schrumpfen von Weichteilstrukturen (z.B. Bandscheibengewebe) zu bewirken. Diese Methode wird erst in wenigen deutschen Kliniken angewandt. Der einstündige Eingriff findet unter leichter Dämmerschlafnarkose statt.

Wir ließen den Spezialkatheter nach der Behandlung im Wirbelkanal noch drei Tage liegen, damit in mehrstündigen Abständen weitere örtlich wirkende Medikamente injiziert und somit die Wirkung verstärkt werden konnte. Nach drei Tagen verließ **Annette U.** die Klinik bereits ohne Schmerzen. Seitdem fühlt sie sich gesund und sagt: „Inzwischen kann ich endlich wieder ohne Beschwerden im Haushalt anpacken. Meinen Beruf als Altenpflegerin habe ich gegen einen Bürojob getauscht. Seitdem geht's mir wieder richtig gut."

SCHRITTMACHER GEGEN DEN SCHMERZ

Seit einem Autounfall litt **Helga N. (49)** immer wieder an unerträglichen Rückenschmerzen. Nicht einmal mit hoch dosierten Schmerzmitteln gelang es ihr, ihren Alltag erträglich zu gestalten. Unmittelbar nach dem Unfall hatte sie nur ein stumpfes Ziehen im oberen Rücken verspürt, wo sie zwei Jahre zuvor wegen eines Bandscheibenvorfalls operiert worden war. Nach einer zunächst eingetretenen Besserung ihrer Schmerzen kam es etwa ein halbes Jahr später aber wieder zu lokalen und zum Teil zu bis in den Brustbereich ausstrahlenden Schmerzen.

Im Lauf der Zeit entwickelten sich daraus schlimme Schmerzattacken. Weder ihr Hausarzt noch der zunächst konsultierte Orthopäde konnte eine Ursache identifizieren und keine der durchgeführten Therapiemaßnahmen inklusive einer starken medikamentösen Einstellung, selbst mit Opiaten, brachten Besserung. „Anfänglich merkte ich nur ein leichtes Zwicken bei kleinen Bewegungen im Brustwirbelbereich. Später sogar, sobald ich meine Arme nur anhob", erzählte sie mir. An ihrem Arbeitsplatz im Finanzamt fielen ihr die einfachsten Dinge zunehmend schwerer.

„Schlimm war für mich, dass meine Kollegen mir nicht glaubten, mich als Simulantin hinstellten. Es gab ja auch nie eine richtige Diagnose." Das belastete die Finanzbeamtin zusätzlich, so dass sie sich regelrecht zur Arbeit quälte. Doch selbst im Haushalt war sie auf die Hilfe ihres Mannes angewiesen. „Geschirrspüler ausräumen, Gartenarbeit oder mit meinem Hund Purzel spazieren gehen, all diese Dinge konnte ich einfach nicht mehr erledigen."

Zweimal die Woche renkte ihr Orthopäde die Wirbel ein und behandelte sie mit starken Schmerzmedikamenten. Im November letzten Jahres dann die Hiobsbotschaft: Ihr Arzt erklärte **Helga N.** für arbeitsunfähig und austherapiert. Ein Schock für die erst 49-Jährige. „Es ist schlimm zu hören, dass keiner mehr etwas für einen tun kann. Ich war total verzweifelt." **Helga N.** hat aber wieder Mut gefasst und weitere Ärzte konsultiert. So kam sie mit ihren chronischen, therapieresistenten Brustwirbelsäulen- und Brustkorbbeschwerden schließlich zu uns.

Wir stellten nach eingehender Untersuchung und Diagnostik eine leichte Verengung im Wirbelkanal, eine Vorwölbung der Bandscheibe und postoperatives Narbengewebe fest. **Helga N.** zu helfen schien schwierig. Doch es gibt auch für chronische Schmerzpatienten wie sie eine Lösung. Die elektrische Rückenmarksstimulation, kurz SCS genannt, ist für diese Patienten oft ein Segen. Anwendung findet der sogenannte Schmerzschrittmacher bei Nervenschmerzen, Arthrose, Phantom- oder Narbenschmerzen nach Wirbelsäulenoperationen und bei chronischen Rückenschmerzen wie denen von **Helga N.**

Der Schmerzschrittmacher gab ihr sehr viel Lebensqualität zurück. „Ich gehe arbeiten und habe wieder Spaß am Leben. Das freut meinen Mann, aber auch meinen Dackel, mit dem ich endlich wieder spazieren gehen kann", strahlt sie.

Rückenmarkstimulation (SCS)

Bei der Rückenmarkstimulation wird die Elektrode, ähnlich wie bei der Wirbelsäulenkatheterbehandlung, vorsichtig im Epiduralraum in der Nähe des Rückenmarks platziert. Ein Nervenschrittmacher wird temporär angeschlossen. Dann gibt der Patient an, wo die Stimulation zu spüren ist. Der Arzt muss die Position der Elektrode eventuell anpassen, um eine optimale Stimulation des richtigen Körperbereichs zu erzielen.

Ziel ist es, die Elektrode so zu platzieren, dass dort, wo der Patient zuvor Schmerzen empfunden hat, ein leichtes Kribbeln zu spüren ist. Nachfolgend wird nach einer erfolgreichen Stimulationsphase der Schrittmacher in einer Hauttasche implantiert.

Ähnlich einem Herzschrittmacher gibt dieser schwache elektrische Impulse direkt an das Rückenmark ab und unterbricht somit die Schmerzweiterleitung an das Gehirn. Bei erfolgreicher Behandlung liegt die Schmerzlinderung bei über 75 Prozent.

„SCHLÜSSELLOCH"-TECHNIK: BLICK IN DEN WIRBELBEREICH

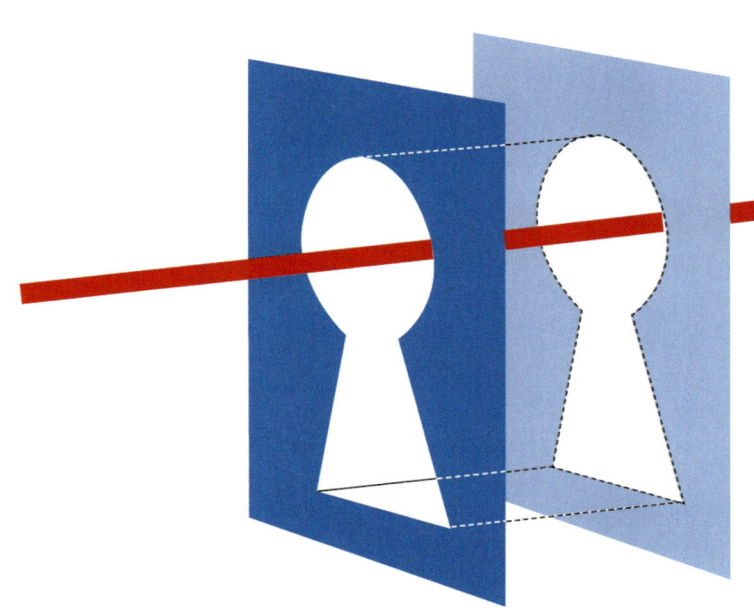

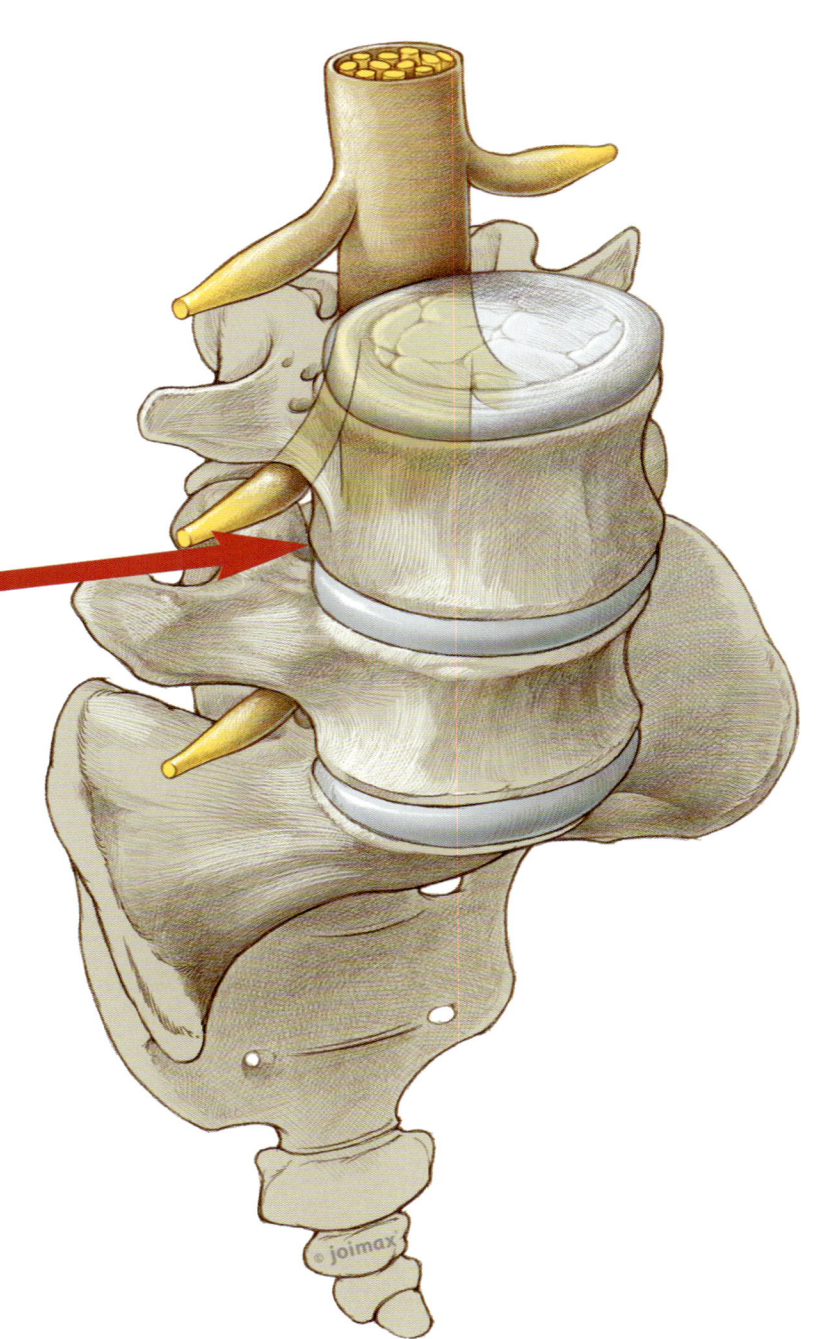

OPERIEREN DURCH DAS SCHLÜSSELLOCH: DIE MODERNE ENDOSKOPISCHE WIRBELSÄULENCHIRURGIE

Kaum irgendwo in der Medizin zeigen sich bahnbrechende Innovationen signifikanter als in minimal-invasiven Operationsmethoden mit dem Endoskop. Der Chirurg nutzt einen kleinen Hautschnitt und natürliche Knochenöffnungen, um ein etwa sieben Millimeter dünnes Endoskop an die betroffene Stelle der Wirbelsäule heranzuführen. Dieses Endoskop ist ein Wunderwerk der modernen Medizintechnik. Es besteht aus einer dünnen Titanröhre, einem Lichtsystem, das die zu behandelnde Stelle ausleuchtet, einem Linsensystem, das Bilder auf den Monitor überträgt, sowie einem zusätzlichen dünnen Kanal, der das Einführen medizinischer Geräte ermöglicht.

Wenn bei Bandscheibenvorfällen mit Lähmungserscheinungen oder einer knöchernen Wirbelkanalverengung ein operativer Eingriff notwendig ist, kann er in vielen Fällen mit dem Endoskop schonend erfolgen. Ohne Muskelfasern ablösen zu müssen, lenken wir das Endoskop vorbei an den Nerven und dem hinteren Wirbelsäulenband durch das seitliche Wirbelsäulenfenster in den Wirbelkanal. Durch diesen seitlichen Zugang können wir das Wirbelsäulenband unversehrt lassen und müssen auch keine Nerven zur Seite ziehen. An der Spitze des dünnen Endoskops befinden sich eine Kaltlichtquelle und eine kleine Kamera, die alle Bilder aus dem Körperinneren in bester Qualität und vielfach vergrößert auf einen Monitor überträgt und uns so einen optimalen Überblick verschafft.

Unter Röntgenkontrolle und Überwachung auf dem Bildschirm können wir verschiedene Mikroinstrumente an die geschädigte Bandscheibe oder Knochenstruktur heranführen. Millimeterfeine Greifer und Zangen entfernen schonend in den Wirbelkanal drängendes Gewebe oder Knochen. Solche endoskopischen Eingriffe werden in kurzer Vollnarkose und kurzstationär durchgeführt. Der Eingriff dauert etwa eine Stunde.

Bereits unmittelbar danach empfindet der Patient meist eine deutliche Besserung seiner Beschwerden. Der Zeitaufwand für notwendige Schmerzmedikation und Rehabilitation ist bei einem solchen Verfahren deutlich kürzer als bei vergleichbaren nicht-endoskopischen Verfahren. Außerdem ist das Komplikationsrisiko geringer. Die Strukturen verheilen nahezu immer ohne Narbenbildung.

Der Zugang über das Endoskop schont Wirbelgelenke und Bänder, und die Rückenmuskulatur bleibt intakt. So sind spätere Instabilitäten nahezu ausgeschlossen. Das Risiko von Nervenverletzungen ist ebenso minimal. Das begünstigt eine rasche Rehabilitation. Aufgrund der kurzen Dauer des Eingriffs sind Nebenwirkungen der Narkose kaum zu erwarten. Entsprechend kurz sind auch der stationäre Aufenthalt und die Zeit der Arbeitsunfähigkeit.

WAS BEDEUTET ENDOSKOPISCH?

❑ Diese sogenannten Schlüssellochoperationen werden durch winzige Einschnitte ausgeführt anstelle von großen Schnitten.

❑ Durch die kleine Öffnung führt der Chirurg ein Endoskop an die Wirbelsäule bzw. den Bandscheibenvorfall heran.

❑ Durch das Endoskop werden die Operationsinstrumente wie Zangen und Fräsen und eine Videokamera eingeführt, die den Operationsraum auf Monitore überspielt. Der Chirurg erhält auf diese Weise ein klares, vergrößertes Bild von dem zu behandelnden Bereich.

❑ Minimal-invasive endoskopische Eingriffe werden bevorzugt in der Neurochirurgie angewandt, wo es darum geht, auf engstem Raum schonend zu operieren. Mit der neuartigen „Rüsseltechnik" mit einem multifunktionalen Fräs- und Resektionssystem ist es sogar möglich, Teile des Knochens zu entfernen, die den Wirbelkanal verengen.

❑ Diese High-Tech-Operationen werden mehr und mehr zum Standard bei Eingriffen von Bandscheibenvorfällen und bei Spinalkanalstenosen. Sie erfordern allerdings eine spezielle Ausbildung und eine perfekte Handhabung der außerordentlich sensiblen Gerätetechnik.

BANDSCHEIBENVORFÄLLE ENDOSKOPISCH BEHANDELN

Das Einzige, was **Peter H. (50)** heute noch an seine großen Rückenschmerzen erinnert, ist eine sieben Millimeter kleine, fast unsichtbare Narbe. Sie stammt von einer besonders schonenden Operation, die erst seit Kurzem möglich ist: Einem endoskopischen Eingriff, bei dem wir vorgefallenes Bandscheibengewebe durch ein nur sieben Millimeter dünnes Röhrchen und unter direkter Sicht über eine Mini-Videokamera entfernen. Diese neue Technik hat die Behandlung von Bandscheibenvorfällen vollkommen verändert. Unser Spezialistenteam gehört zu den wenigen, die diese moderne Methode schon länger anwenden und deshalb viel Erfahrung damit haben.

Doch bis **Peter H.** zu uns kam und wir ihn mithilfe der so genannten Schlüssellochtechnik von seinen Rückenschmerzen befreien konnten, dauerte es drei schmerzhafte Jahre. In diesen drei Jahren wechselte er in einer regelrechten Arzt-Odyssee von einem Mediziner zum anderen. „Jeder stellte eine andere und leider immer falsche Diagnose", erinnert sich der Münchner Handwerker. „Alle glaubten, dass meine Schmerzen von ver-

spannten Rückenmuskeln kämen. Ich bekam unzählige Tabletten und Spritzen. Geholfen hat das alles nichts. Spätestens am nächsten Arbeitstag, als ich mich wieder recken und strecken musste, waren die Schmerzen wieder da. Das ging so weit, dass ich zum Schluss sogar meine Arbeitsstelle aufgeben musste." Kein Arzt hielt es für notwendig, Kernspinaufnahmen von **Peter H.**s Wirbelsäule zu machen. Das geschah erst bei uns. Den massiven Bandscheibenvorfall im Bereich der Lendenwirbelsäule konnte sogar der medizinische Laie auf den Kernspinbildern erkennen.

Der schützende äußere Faserring seiner Bandscheibe war tief eingerissen, der gallertartige Kern der Bandscheibe aufgrund von Verschleiß und übermäßiger Belastung nach außen ausgetreten. Nun drückte er auf die Nerven. Weil auch der Ischiasnerv eingeengt wurde, strahlten die Schmerzen bis tief ins Bein aus. Das machte **Peter H.** besonders zu schaffen. „Teilweise breiteten sich diese Taubheitsgefühle so stark nach unten aus, dass ich meine Zehen im rechten Fuß nicht mehr spürte."

Das ist jetzt vorbei. Weil der Bandscheibenvorfall zwar ausgeprägt war, jedoch günstig lag, konnten wir ihn endoskopisch entfernen. Das vorgequollene Bandscheibengewebe wird dabei im Gegensatz zum früher üblichen mikroskopischen Eingriff besonders sanft durch ein dünnes Rohr entfernt. Es wird unter Röntgenkontrolle durch einen kleinen Einstich durch die Haut eingeführt und vorsichtig bis zur Wirbelsäule vorgeschoben. Der Patient bekommt eine Vollnarkose. Ohne Muskelfasern ablösen zu müssen, lenken wir die Sonde vorbei an den Nerven und dem hinteren Wirbelsäulenband durch das seitliche Wirbelsäulenfenster in den Wirbelkanal. Durch diesen seitlichen Zugang können wir das Wirbelsäulenband unversehrt lassen und müssen auch keine Nerven zur Seite ziehen.

An der Spitze des dünnen Endoskops befinden sich eine Kaltlichtquelle und eine kleine Minikamera, die alle Bilder aus dem Körperinneren in gestochen scharfer Qualität und vielfach vergrößert auf einen Monitor über-

trägt und dem Arzt so einen optimalen Überblick verschafft. Er kann nicht nur das vorgewölbte Bandscheibengewebe, sondern auch Entzündungen, Verklebungen oder Engstellen gut erkennen und mit millimeterfeinen Sondenzangen entfernen, die durch das Innere des Röhrchens eingeführt werden, ohne das umgebende Gewebe zu schädigen.

Mit dieser Technik können wir jetzt auch Patienten minimal-invasiv operieren, bei denen das bisher nicht möglich war. Es lassen sich nicht nur mittelgroße Bandscheibenvorfälle, sondern auch bestimmte Arten von Wirbelkanalverengungen minimal-invasiv behandeln. Die endoskopische Methode ist etwa für jeden dritten Patienten geeignet, der operiert werden muss. Die herkömmliche mikrochirurgische Operation ist nur noch bei besonders großen oder ungünstig gelegenen Bandscheibenvorfällen nötig.

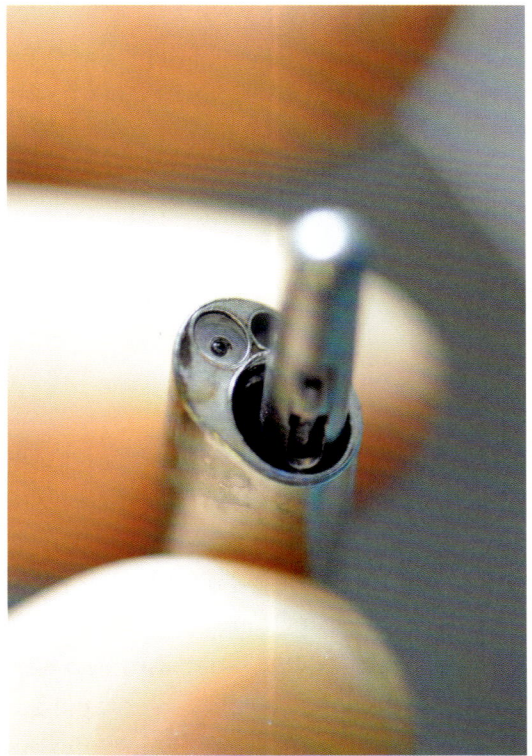

Peter H. musste drei Tage in der Klinik bleiben. Nach drei Wochen Schonung durfte er wieder arbeiten. „Aber nur, weil mein Job körperlich anstrengend ist", lacht er heute. „An den Schreibtisch durfte ich schon zwei Wochen nach dem endoskopischen Eingriff."

In dem Endoskop haben millimeterfeine
Instrumente und eine winzige Kamera Platz

DER LEIDENSWEG DES HARALD S.

Nach einer Tour mit dem Mountainbike wollte **Harald S. (58)** sein Fahrrad ins Auto heben. Dabei schoss ihm ein stechender Schmerz in den Rücken, der ihn nahezu lähmte. **Harald S.** war erst eine halbe Stunde später in der Lage, nach Hause zu fahren. Die Selbstbehandlung mit Tabletten, Wärme und Massagen brachte keine Schmerzlinderung, sodass **Harald S.** seinen Hausarzt aufsuchte. Dieser überwies seinen Patienten an einen Orthopäden.

Der Hausarzt verschrieb **Harald S.** übergangsweise stark wirkende Schmerzmittel, die ihm Erleichterung verschaffen sollten. Schließlich ergab die Kernspintomographie eine kombinierte Verengung des Wirbelkanals (kombinierte Spinalkanalstenose). Darunter versteht man eine Einengung durch unterschiedliche Ursachen. Im Fall des sportbegeisterten Anwaltes handelte es sich um eine akute bandscheibenbedingte Einengung des Spinalkanals von vorne (Bandscheibenvorfall) und eine verschleißbedingte Einengung des Spinalkanals durch knöcherne Anbauten an einem Wirbelgelenk von hinten.

„Das muss operiert werden", befand der Radiologe und empfahl **Harald S.**, sich bei einem Neurochirurgen vorzustellen. Dort bot man ihm rasch einen Termin für eine klassische offene Entlastungsoperation mit der Perspektive eines einwöchigen Klinikaufenthalts mit anschließender Reha. Sport hätte er bei dieser Therapie lange Zeit nicht mehr ausüben können.

Der Hausarzt, der die Schmerzmitteltherapie begleitete, riet ihm von der großen Operation ab. Er empfahl, zunächst eine konservative Therapie zu versuchen. **Harald S.** folgte seinem Rat. Neben einer Elektrotherapie, der so genannten transkutanen elektrischen Nervenstimulation, arbeitete **Harald S.** mit einem Physiotherapeuten, um Bauch- und Rückenmuskulatur zu stärken.

Diese kombinierte Therapie half eine Weile gegen die Rückenschmerzen im Lendenbereich, der Anwalt konnte sogar wieder an seinen Arbeitsplatz zurückkehren. Doch das Sitzen, vorwiegend am Computer, sorgte für neue Schmerzen. Immer wieder stand **Harald S.** von seinem Bürostuhl auf, ging einige Schritte in seinem Büro, blieb dann in gebeugter Haltung, auf einen Aktenschrank gestützt stehen; denn durch das Vorneigen des Oberkörpers wird der eingeengte Wirbelkanal erweitert und der Druck auf die Nervenwurzel lässt nach. Zwei Wochen später war ihm klar: So konnte es nicht weitergehen.

Harald S. kam mit hohem Leidensdruck zu uns. Er fürchtete den offenen operativen Eingriff, da er von seinen Risiken wusste. Bei uns hörte er zum ersten Mal von der Möglichkeit der minimal-invasiven endoskopischen Operation. In seinem Fall konnten wir die klassische endoskopische Methode jedoch nicht anwenden, da Knochengewebe seinen Wirbelkanal verengte. Wir mussten auf ein neuartiges multifunktionales Fräs- und Resektionssystem zurückgreifen, das uns erst seit kurzer Zeit zur Verfügung steht.

Die innovative Spezialfräse hat die endoskopische Operationsmethode revolutioniert. Sie ermöglicht es uns, nicht nur weiche Strukturen wie Bandscheibenvorfälle, sondern auch knöcherne Anbauten an den Wirbelgelenken endoskopisch zu entfernen. Um die dazu notwendige abgewinkelte und an ihrer Spitze in alle Richtungen steuerbare Fräse präzise zu führen, ist allerdings viel Erfahrung notwendig. Mit bisher über 500 erfolgreich durchgeführten Eingriffen verfügen wir auf diesem Spezialgebiet über große Kompetenz.

Mit der neuartigen flexiblen Mikrofräse können knöcherne Spinalkanalstenosen neuerdings endoskopisch beseitigt werden

SCHONEND OPERIEREN

Weil Menschen immer älter werden, nimmt die Zahl der degenerativen Spinalkanalstenosen zu, speziell an der Lendenwirbelsäule. Die anhaltende Mehrbelastung der Wirbelgelenke und der Bandscheiben kann zusätzlich zu einer dauerhaften Instabilität und einer Spondylolisthesis führen, einem Wirbelgleiten mit Nervenwurzelkompression, die durch die Fehlstellung der Wirbelsäule verstärkt wird – so auch im Fall von **Harald S.** Beim aufrechten Stehen kommt es zur verstärkten Lordosierung, also Krümmung des betroffenen Rückgratabschnitts nach vorne, und das so genannte Ligamentum flavum, das zwischen zwei Wirbeln gelegene „gelbe Band" wölbt sich weiter in den Spinalkanal vor. Schmerzen können sich dann unerträglich steigern, insbesondere beim Gehen und Stehen. Die Betroffenen halten ständig Ausschau nach einer Möglichkeit sich abzustützen, an einem Gartenzaun, einem Hydranten, einem Schaufenstersims, oder sich hinzusetzen.

Harald S. musste für den minimal-invasiven endoskopischen Eingriff nur drei Tage in der Klinik bleiben. Nach drei Wochen Schonung nahm er seine gewohnten Aktivitäten wieder auf und kehrte an seinen Arbeitsplatz zurück. Was für **Harald S.** besonders wichtig war: Die endoskopische Operation ist eine Kassenleistung und kann über die Versichertenkarte abgerechnet werden.

WENN ES ENG WIRD IM WIRBELKANAL

❏ Typische Warnsymptome der Spinalkanalstenose sind Rückenschmerzen bei längerem Gehen und Stehen. Das Leiden wird häufig als „Schaufensterkrankheit" bezeichnet, da Betroffene sich schon nach kurzen Gehstrecken – von Schaufenster zu Schaufenster – wieder ausruhen müssen.

❏ Längeres Stehen verursacht Schmerzen im Rücken und z. T. in den Beinen sowie Beinkrämpfe.

❏ Auch Taubheit bzw. ausstrahlende Schmerzen können Warnsignale sein.

❏ Die Blasen- oder Stuhlkontrolle lässt nach.

❏ Beim Nach-vorne-beugen lässt der schmerzhafte Druck auf die Nerven im Wirbelkanal nach. Abstützen oder auch Radfahren werden als angenehm empfunden.

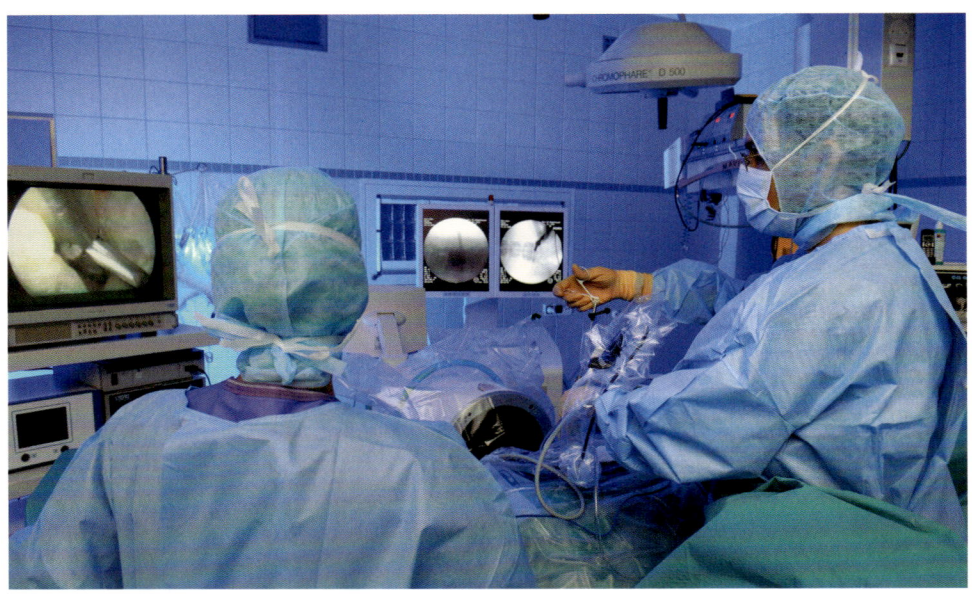

Endoskopische Operation unter optimaler Sicht

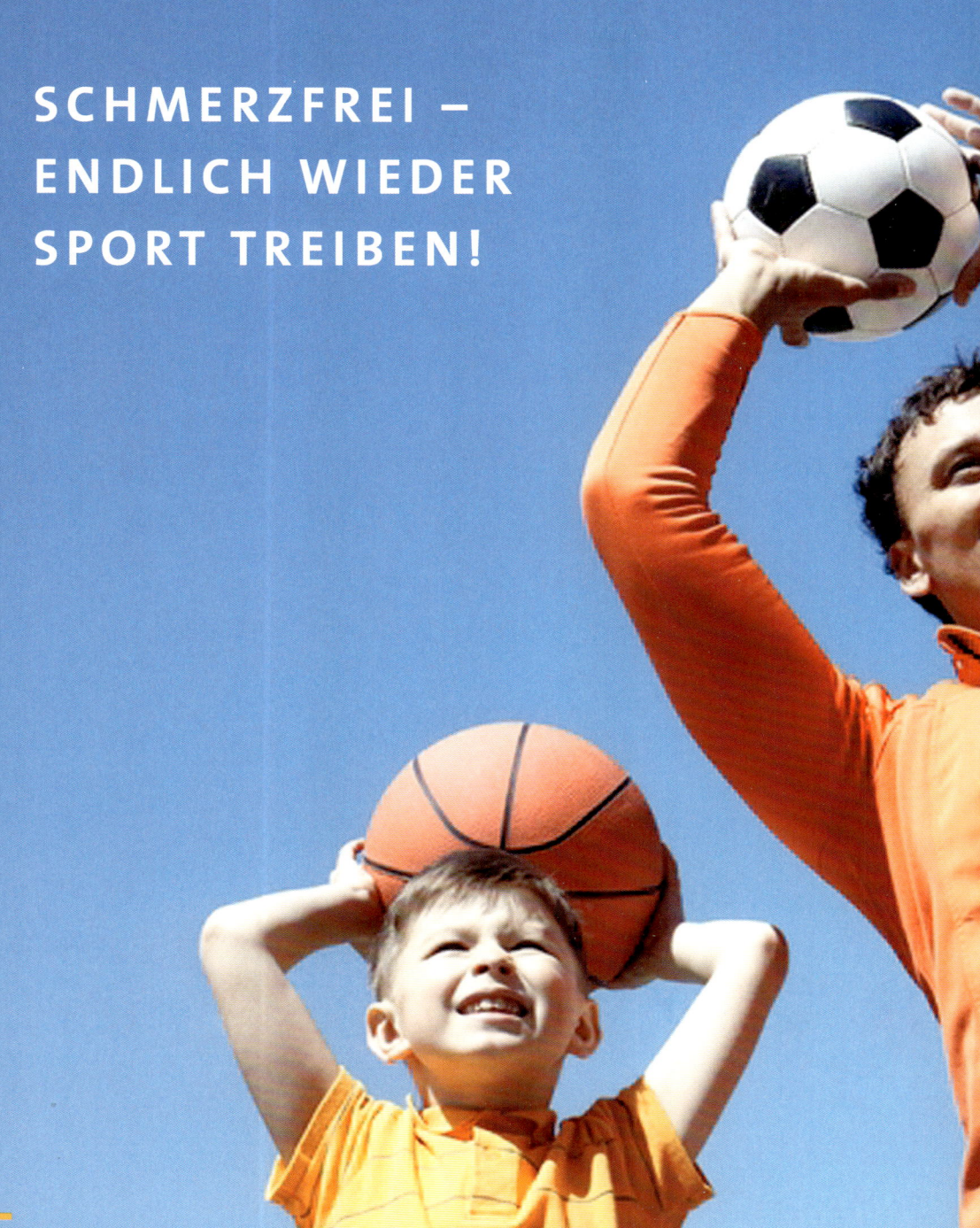

SCHMERZFREI – ENDLICH WIEDER SPORT TREIBEN!

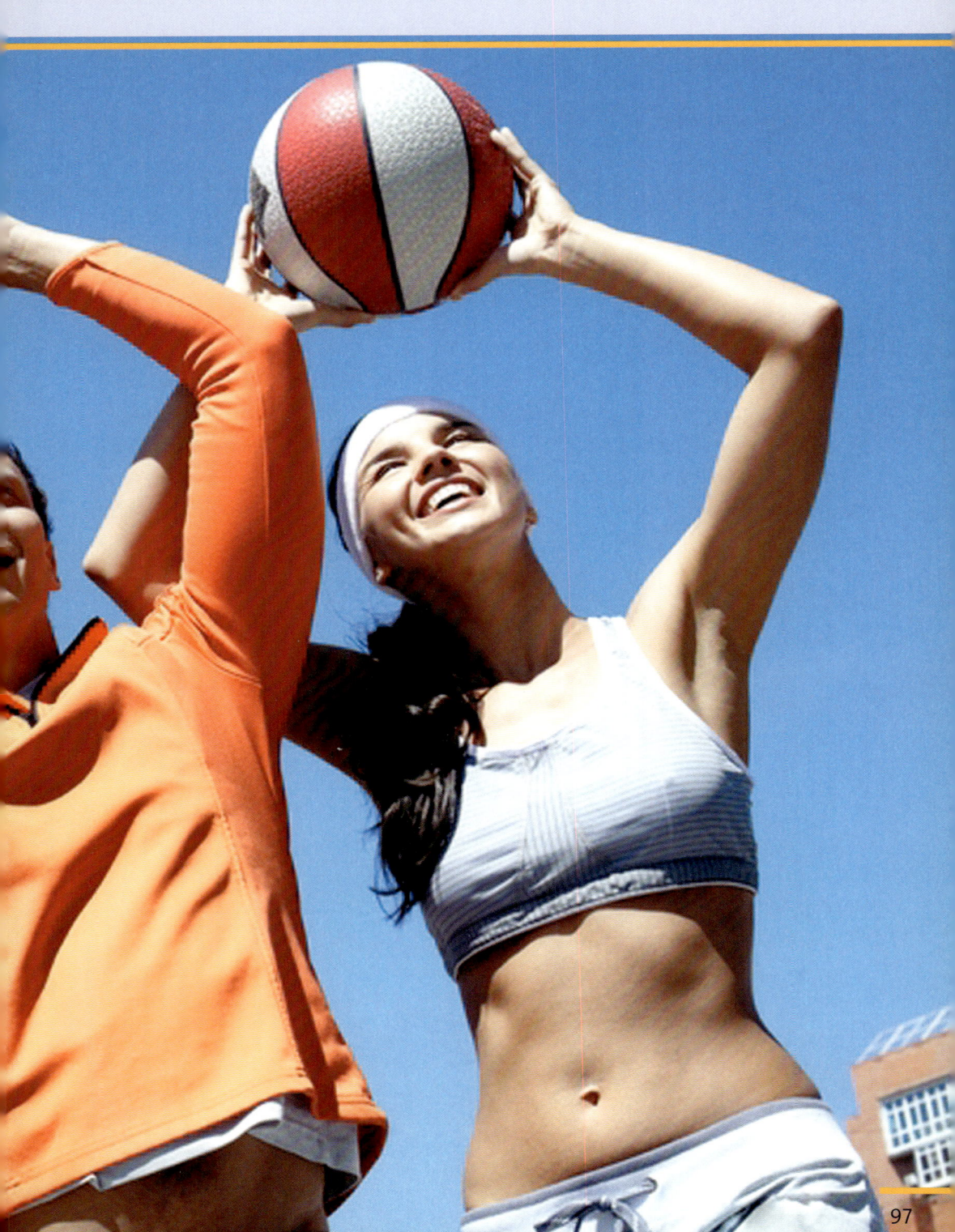

OFFENE OPERATIVE VERFAHREN

In den vergangenen Jahren wurden die Operationstechniken zunehmend verfeinert und verbessert, mit dem Ziel, bedrängte Strukturen zu entlasten, Knochengewebe abzutragen, das nach innen in den Wirbelkanal gewachsen ist, und Instabilitäten zu beseitigen. Wenn konservative und minimal-invasive Therapien erfolglos geblieben sind, tragen diese Operationen auch in hohem Alter noch dazu bei, Schmerzen zu beseitigen oder zu lindern und Lebensqualität zurückzugewinnen.

Mikrochirurgische Dekompression

In der modernen Wirbelsäulenchirurgie wird durch ein bis drei Zentimeter kleine Schnitte operiert. Dadurch sind Verletzungen von Gewebestrukturen sowie auch die Gefahr der Narbenbildung deutlich geringer.

Während des Eingriffs an Bandscheiben oder im Wirbelkanal kontrollieren wir das Operationsfeld durch ein Operationsmikroskop. So können auch im Nervenwurzelkanal versteckt liegende Bandscheibenvorfälle unter direkter Sicht schonend entfernt werden.

Die Mikrochirurgische Dekompression wird bei größeren Bandscheibenvorfällen oder knöchernen Anlagerungen im Wirbelkanal (Wirbelkanalverengung) vorgenommen. Das minimal-invasive Entfernen des Bandscheibengewebes und des Knochengewebes entlastet die Nerven und nimmt so den Schmerz.

Bandscheibenprothese

Bei bestimmten Bandscheibenvorfällen und ausgeprägt geschädigter Bandscheibe wird diese komplett entfernt und durch eine künstliche Bandscheibe ersetzt. Danach übernimmt diese künstliche Bandscheibe die ursprüngliche Funktion und stellt so die Beweglichkeit wieder her. Wir entfernen unter mikroskopischer Sicht mit entsprechend feinen Instrumenten die Bandscheibe mitsamt dem vorgefallenen Gewebe komplett. Zusätzlich werden verknöcherte Bandscheibenanteile sowie Knochenausziehungen der Wirbelkörper (Osteophyten) beseitigt, die auf Rückenmark oder Nerven drücken. Anschließend setzen wir eine Bandscheibenprothese in den ausgeräumten Bandscheibenraum ein. Diese künstliche Bandscheibe ersetzt die körpereigene Bandscheibe und stellt ihre ursprüngliche Funktion wieder her.

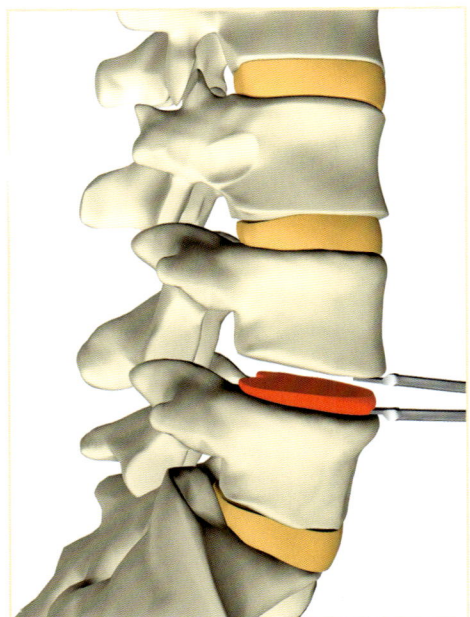

*Die degenerierte Bandscheibe
wird entfernt*

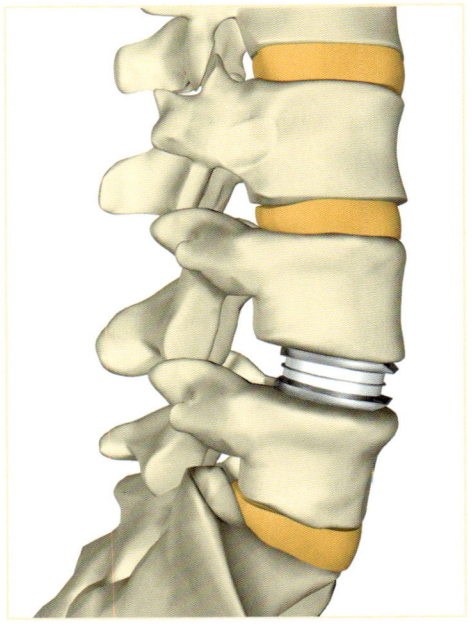

*Die Bandscheibenprothese übernimmt
die Funktion der Bandscheibe*

Stabilisierung der Wirbelsäule

Wenn zwei Wirbelsegmente zum Beispiel aufgrund einer extrem degenerierten Bandscheibe instabil geworden sind, kann es zu einer Spondylolisthesis (Wirbelgleiten) mit extremen Schmerzen kommen. Dann wird
möglicherweise eine operative Stabilisierung notwendig, eine so genannte Spondylodese. Eine solche Indikation erfordert den diagnostischen Einsatz praktisch aller im Rückenteam tätigen Mediziner. Bei dieser komplizierten Operation wird durch einen offenen Schnitt die abgenutzte Bandscheibe entfernt und durch einen kleinen Titanblock ersetzt, der die beiden Wirbelkörper im richtigen Abstand auseinanderhält und den Wirbelkanal erweitert. Anschließend werden die Wirbelkörper durch Schrauben
und Metallstäbe stabilisiert.

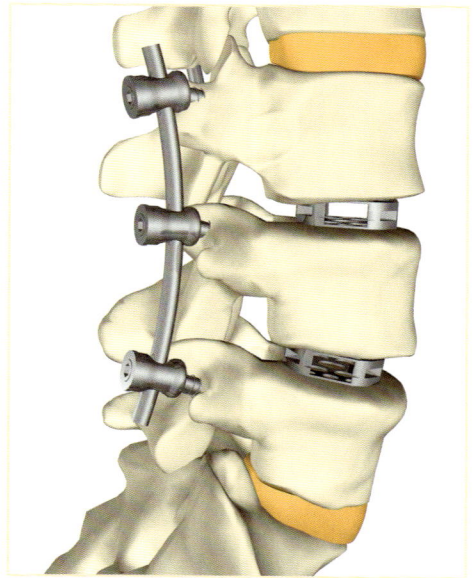

Stabilisierung der Wirbelsäule

MIKROCHIRURGIE:
FEINARBEIT AN DER HALSWIRBELSÄULE

Zu unseren empfindlichsten Körperteilen zählt die Halswirbelsäule, der beweglichste Teil des Rückgrats, mit ihren sieben Wirbeln. Die beiden Wirbel, die dem Schädel am nächsten liegen, haben eine besondere Bauform, sie werden als Atlas (Nicker) und Axis (Dreher) bezeichnet und bilden das Kopfgelenk. Die Halswirbelsäule ist leicht nach vorne gebogen, also in Form einer Lordose. Bandscheiben, so genannte Zwischenwirbelscheiben, wirken als Stoßdämpfer, gestützt wird dieser Teil des Körpers, ebenso wie die restliche Wirbelsäule, durch Muskeln und Bänder.

Die häufigsten Schäden an der Halswirbelsäule werden durch Verschleiß verursacht. Abgesehen von Schmerzen im Nackenbereich sind Schwindelgefühle, Seh- und Hörstörungen, Benommenheit, Unsicherheit beim Gehen und Krämpfe erste ernst zu nehmende Warnzeichen. Bei neurologischen Problemen, wie Lähmungen oder Spastiken sind Operationen meist dringend geboten. Dorsal (vom Rücken aus) sind derlei Eingriffe schwierig durchzuführen, da am Rückenmark vorbei operiert werden muss. Deshalb wird vorwiegend von vorne (ventral) operiert.

Durch mikrochirurgische oder minimal-invasive Behandlungen ist es meist möglich, hervorgetretene Bandscheibenteile zu entfernen und die bedrängten Nerven zu entlasten. Wenn diese Methoden erfolglos bleiben, kann die degenerierte Bandscheibe, die ihre Funktion als Puffer nicht mehr ausüben kann, von der Vorderseite aus komplett entfernt werden. Ein Implantat aus Carbon, einem hochwertigen Kohlefaserstoff, dient danach als Platzhalter. Die Wirbelkörper können verwachsen, und die Wirbelsäule erlangt bald ihre Stabilität zurück.

WANN IST EIN IMPLANTAT SINNVOLL?

❑ Wenn Bandscheibenvorfälle der Halswirbelsäule ausgedehnt oder teilweise bereits verknöchert sind.

❑ Wenn Wirbelkanalverengungen (Spinalkanalstenosen) mit Bedrängung von Rückenmarksnerven einhergehen.

❑ Wenn Nervenkanalverengungen (Foramenstenosen) mit Bedrängung von Rückenmarksnerven und Instabilitäten der Halswirbelsäule (Wirbelgleiten) verbunden sind.

ERFOLGSRATE: ÜBER 90 PROZENT

Das Einsetzen eines Carbon-Implantats mit Entfernung der Bandscheibe ist ein etabliertes Verfahren mit sehr guten Ergebnissen. Bei erfahrenen Operateuren ist die Komplikationsrate gering, unter Berücksichtigung aktueller Studien beträgt die Erfolgsrate über 90 Prozent. Die Vorteile: Die Behandlung ist sehr effektiv, erfordert lediglich einen kurzen stationären Klinikaufenthalt. Weil moderne Mikroinstrumente und OP-Mikroskope das Operieren im Millimeterbereich ermöglichen, wird umliegendes Gewebe geschont. Schmerzen und vorbestehende Lähmungen bilden sich schnell zurück. Der Patient kann nach der Operation noch am selben Tag aufstehen und gehen. Eine Woche lang muss er sich noch schonen und darf sich nur eingeschränkt belasten. Danach folgt eine individuell ausgerichtete Physiotherapie zur Kräftigung der Muskeln.

Das Tragen einer Halskrause ist in der Regel nicht erforderlich. Schreibtischarbeiten sind nach drei Wochen möglich, stärker belastende Tätigkeiten mit körperlichen, z.B. beruflichen Anforderungen nach vier Wochen. Drei Wochen nach dem Eingriff sind Sportarten wie Laufen, Walken, Rad fahren oder Schwimmen wieder erlaubt und auch möglich. Nach vier Wochen darf sich der Patient wieder voll belasten.

ENDLICH WIEDER SPORT UNTERRICHTEN

Es musste wohl das IKEA-Regal gewesen sein. **Maike Z. (36)** war sofort bereit gewesen, ihrer besten Freundin beim Umzug in die neue Wohnung zu helfen. Die weiße Regalwand, die sich über die ganze Wohnzimmerwand zog, baute sie fast ganz allein zusammen. Ohne Leiter und mit hoch über den Kopf gestreckten Armen verschraubte sie auch die oberen Aufsatzteile und setzte die Regalbretter ein. Als das Werk nach vier mühsamen Stunden endlich fertig war, hatte Maike brennende Schmerzen im Nacken. „Da habe ich mich wohl ein wenig überanstrengt", dachte sie zunächst.

Als die Schmerzen zwischen den Schulterblättern am nächsten Tag noch stärker auftraten und jetzt bis in den rechten Arm ausstrahlten, musste die Realschullehrerin ihre Sportstunden absagen. Zu Hause legte sie sich ein Heizkissen über die Schulter, nahm abends ein warmes Bad und hoffte, dass es ihr bald wieder besser gehen würde. Doch es wurde schlimmer. Die Schmerzen nahmen zu, der Arm wurde schwächer, die Hand fühlte sich mittlerweile pelzig an. **Maike Z.** ging zum Arzt. Er diagnostizierte Muskelverspannungen, verschrieb Schmerztabletten und ein die Muskeln entspannendes Mittel. Doch der Erfolg blieb aus. Im Gegenteil. **Maike Z.** bekam sogar nachts Probleme: „Immer, wenn ich mich im Bett umdrehen wollte, wachte ich vor Schmerzen auf und konnte nicht mehr einschlafen."

Als sich **Maike Z.** bei uns vorstellte, waren bereits sechs Wochen vergangen. Ihre Beschwerden hatten stetig zugenommen, sie war nicht einmal mehr in der Lage, einen Stift zu halten und zu schreiben. Die Untersuchungen in unserem Haus zeigten einen massiven Bandscheibenvorfall in der Halswirbelsäule. Er engte den Wirbelkanal ein und drückte auf wichtige Nerven. Darauf waren auch die ausstrahlenden Schmerzen in Schulter und Arm zurückzuführen.

Aufgrund der massiven Beschwerden unserer Patientin schien uns ein rascher operativer Eingriff geboten. Weil die Lehrerin mit 36 Jahren noch jung und ihre Wirbelgelenke noch nicht abgenutzt waren, schlugen wir ihr vor, eine künstliche Bandscheibe einzusetzen. Vor allem unser Neurologe empfahl dringend, den betroffenen Nerv rasch operativ zu entlasten. Gegen eine andere Therapie sprach vor allem, dass **Maike Z.**'s Hand durch den abgedrückten Nerv vollkommen kraftlos geworden war. Zudem bestanden die massiven Ausfallerscheinungen bereits seit vielen Wochen.

Bei einem Bandscheibenschaden oder -vorfall denkt man normalerweise an die Lendenwirbelsäule. Viele wissen nicht, dass es Bandscheibenvorfälle auch an der Halswirbelsäule gibt. Sie sind zwar seltener, dafür aber gefährlicher, denn in der engen Halswirbelsäule kann es durch den Druck auf das hier verlaufende empfindliche Rückenmark im schlimmsten Fall zu einer Querschnittlähmung kommen.

Maike Z. erklärte sich mit dem Eingriff einverstanden, den wir mikrochirurgisch durchführten. Dazu erhielt die Patientin eine Vollnarkose, wir legten einen kleinen Schnitt vorne am Hals und räumten über diese Öffnung die beschädigte Bandscheibe aus. Dann implantierten wir die künstliche Bandscheibe in das noch ausreichend bewegliche Bandscheibenfach.

Bei **Maike Z.** war die Operation erfolgreich: „Es ist geradezu unglaublich. Seit der OP bin ich absolut schmerzfrei. An einem Montag kam ich in die Klinik. Am Freitag durfte ich schon wieder nach Hause. Danach habe ich die Halsmuskulatur geschont. Nach drei Wochen konnte ich bereits in die Schule zurück und zumindest Englischunterricht geben, nach sechs Wochen auch wieder Sport."

LINDA B. LEBT AUF

Die Rückenprobleme von **Linda B. (64)** begannen vor zwei Jahren. Die Diplomübersetzerin hatte zwar viel am Schreibtisch gearbeitet, war körperlich aber immer aktiv gewesen. „Bis vor zwei Jahren war ich ein lebensfroher Mensch, bin lange und viel Schwimmen gegangen und habe mich intensiv meiner Leidenschaft gewidmet, der Malerei und dem Gestalten von Objekten," erzählte sie mir. Als aktive Frau und leidenschaftliche Künstlerin litt sie sehr, als ein Bandscheibenvorfall an der Halswirbelsäule sie zusehends in ihrer Bewegungsfreiheit einschränkte.

Ausgelöst durch die Verengung traten in der Folge Kopf- und ausstrahlende Schmerzen im linken Arm auf sowie Schluckbeschwerden, und es kam zu einer Beeinträchtigung der Beweglichkeit. **Linda B.** hatte zeitweise das Gefühl, dass sie sich nicht mehr konzentrieren konnte. Sie litt morgens regelmäßig unter einer tauben linken Hand und stellenweise auch unter einem Pelzigkeitsgefühl im linken Arm. Nachts fand sie keine Ruhe, tagsüber nahm sie immer häufiger eine Schonhaltung ein, was ihre Muskulatur mehr und mehr verspannte. Sie fühlte sich permanent müde und konnte sich nur noch schwer konzentrieren. Ihre Lebensfreude sank rapide.

Mit ihren Beschwerden wandte sich **Linda B.** an zwei verschiedene Arztpraxen, wo ihr gesagt wurde, sie müsse mit den Schmerzen leben. Auf Empfehlung kam sie danach zu uns. Mit Mut zur Veränderung und dem Wunsch, eine Therapie zu finden, die es ihr ermöglichte, sich wieder im eigenen Körper wohl zu fühlen. Bei der Patientin lag der bekannte Bandscheibenvorfall mit hochgradig degenerierter Bandscheibe vor, zudem bestanden eine Blockade der Halswirbelsäule sowie eine Verengung des Wirbelkanals. Wir rieten ihr nach ausführlicher Diagnose aufgrund ihrer massiven Beschwerden zu einer operativen Stabilisierung. **Linda B.** willigte erst nach drei Monaten ein, als sich gezeigt hatte, dass die begleitend begonnene multimodale Schmerztherapie ihre Beschwerden nicht mehr lindern konnte.

Wir führten den Eingriff mikrochirurgisch durch. Zunächst entfernten wir die betroffene Bandscheibe in der Halswirbelsäule. Danach korrigierten wir die Wirbelkörperposition und setzten einen kleinen Peek-Cage ein, einen Platzhalter, der die Funktion der degenerierten Bandscheibe übernimmt. Nach seiner Platzierung füllten wir den Peek-Cage mit Knochenmaterial, um eine komplette Verwachsung mit dem umliegenden Gewebe zu erreichen. Die korrigierte Position der Wirbelkörper stabilisierten wir mithilfe einer kleinen Metallplatte.

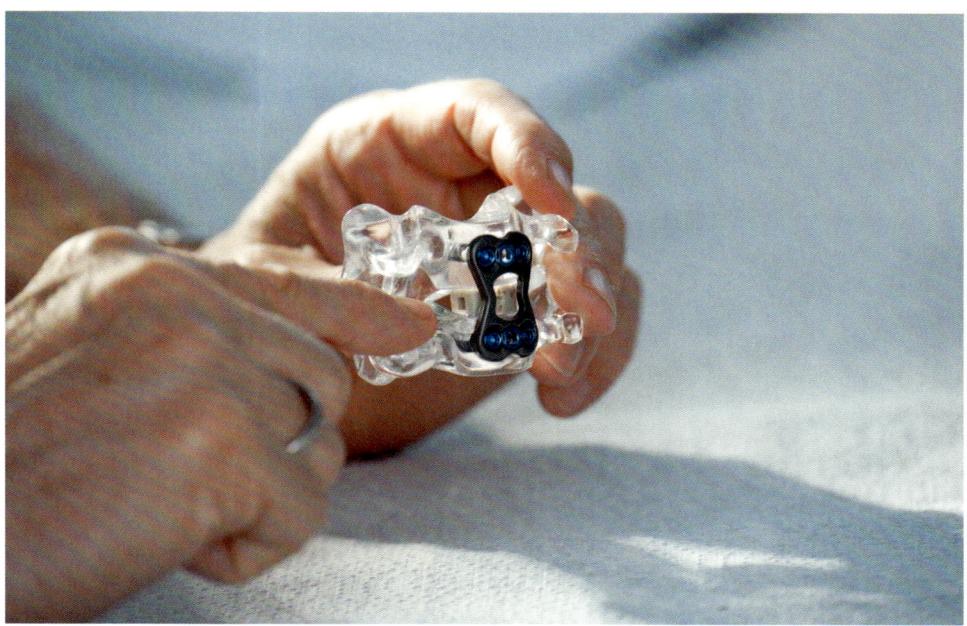

Am Modell kommt das Bandscheibenimplantat (grau) zur Darstellung sowie die zusätzliche Stabilisierung der beiden Wirbelkörper mit einer kleinen Metallplatte

Nach vier Tagen stationärer Behandlung konnten wir die Patientin wieder nach Hause entlassen. Nach der Operation stärkte **Linda B.** ihre Nacken- und Rückenmuskulatur mit physiotherapeutischen Maßnahmen. Sie lernte es, ihre Muskulatur durch geeignete Übungen gezielt zu aktivieren und gewann ihr vertrautes Körpergefühl und ihre Lebensfreude zurück. Heute trainiert sie sogar wieder Rückenschwimmen und widmet sich voller Energie ihrer Leidenschaft, dem Malen und Gestalten von Objekten.

DAS KREUZ ENTLASTEN

Schon als 19-Jährige litt **Christine S. (44)** unter Rückenschmerzen. Mit ihrem Gesundheitszustand ging es seit Jahrzehnten ständig auf und ab, was zu immer stärkeren Einschränkungen in ihrem Berufs- und Privatleben führte. Regelmäßige Untersuchungen, Einspritzungen an die schmerzenden Stellen und Krankengymnastik hatten immer nur kurzfristige Besserung gebracht. Zwischenzeitlich half ihr nur eine Kur etwas dauerhafter weiter: „Ich verbrachte danach ein Jahr ohne Schmerzen. Doch die Probleme traten wieder auf und das Leiden begann von vorne", erzählte sie. Einer der sie behandelnden Ärzte hatte zwar kleine Abnutzungen an der Lendenwirbelsäule festgestellt. Diese konnten ihre starken Schmerzen aber nicht erklären.

Die Patientin ging seit Jahren regelmäßig zur Krankengymnastik und konsultierte immer wieder Spezialisten. Die wirkliche Ursache ihrer Probleme erkannten sie jedoch nicht. „Durch stetiges Training im Fitnessstudio und Walking stabilisierte sich mein Rücken immer wieder und die Beschwerden ließen sich auf ein erträgliches Maß reduzieren", berichtete **Christine S.** „Ich begann sogar wieder, als Metzgerei-Fachverkäuferin zu arbeiten. Das hatte ich sechs Jahre zuvor, nach der Geburt meines Sohnes, aufgegeben." Durch ihre Anstellung und die Betreuung ihres Kindes vernachlässigte sie jedoch das Rückentraining und litt bald wieder unter stärkeren Schmerzen.

Als sich die Patientin in meiner Praxis vorstellte, diagnostizierten wir einen auf ein Segment begrenzten Bandscheibenverschleiß und deutliche Veränderungen des Gelenksknorpels. Außerdem wies ihr Rückenmarkskanal aufgrund der Höhenminderung der Bandscheibe bereits Verengungen auf. Wir empfahlen ihr aufgrund der jahrelangen Beschwerden, an der betroffenen Stelle der Lendenwirbelsäule eine Prothese einsetzen zu lassen. Diese bringt die Wirbel in ihre natürliche Position zurück und nimmt dadurch den Druck von den Nerven. Zwei Metallplatten und ein bewegliches Kunststoffstück bilden den neuen Puffer, der den Rücken stabilisiert und gleichzeitig die Beweglichkeit der Wirbelsäule erhält. Bei jüngeren Patienten ohne wesentlichen Verschleiß der benachbarten Wirbelgelenke ist diese Therapie vielversprechend.

Die Operation wurde durch den Bauchraum vorgenommen. Wir entfernten zunächst die verschlissene Bandscheibe vollständig und korrigierten dann die Stellung der Wirbelkörper zueinander. Unter Röntgenkontrolle verankerten wir schließlich die Prothese in der richtigen Position zwischen den Wirbelkörpern. Dort wuchs sie in den folgenden Wochen fest mit der Knochensubstanz zusammen.

Nach einigen Tagen in der Klinik begab sich **Christine S.** in eine Reha-Einrichtung. Dort erholte sie sich sechs Wochen lang und stärkte gezielt ihre Rückenmuskeln. Anschließend verbrachte sie einen Monat zu Hause Wenig später konnte sie in ihren Beruf als Metzgerei-Fachverkäuferin und in ein aktives Leben zurückkehren. Zunächst ging sie noch regelmäßig zur Krankengymnastik. „Erst mal musste ich mich daran gewöhnen, keine Schonhaltung mehr einzunehmen, wie ich es über viele Jahre getan hatte", erzählt die Patientin. „Jetzt bin ich schmerzfrei, kann endlich wieder arbeiten und habe Lust, etwas zu unternehmen."

SCHIENEN FÜR DIE WIRBELSÄULE

Günther F. (62) hatte zeitlebens viel Sport getrieben. Der ehemalige Konstruktionszeichner verbrachte früher jede freie Minute beim Tennis, Bergsteigen oder Skifahren. „Irgendwann begannen aber die Rückenschmerzen, kamen immer öfter und wurden immer stärker. Beim Gehen zogen die Schmerzen tief hinunter ins Bein, so dass ich schon nach hundert Metern stehen bleiben und mich ausruhen musste." **Günther F.** stieg aufs Fahrrad um. Da bereitete ihm der Rücken keine Probleme.

Hausarzt und Internist konnten mit einer Ultraschalluntersuchung eine Arterienverengung in den Beinen ausschließen. Weil aber Spritzen, Krankengymnastik und Schmerzmedikamente gegen die Schmerzen in Rücken und Bein kaum Wirkung zeigten, wandte sich **Günther F.** an uns. Nach einer eingehenden Untersuchung und mithilfe von Kernspinbildern diagnostizierten wir einen deutlich verengten Wirbelkanal.

Jahrelange Belastungen und Fehlhaltungen hatten die Bandscheibe und die kleinen Wirbelgelenke von **Günther F.** abgenutzt und den Raum zwischen den Wirbelkörpern, den Wirbelbögen und den kleinen Wirbelgelenken verkleinert, durch den das empfindliche Rückenmark bzw. seine Nerven ziehen. Durch den ausgeprägten Verschleiß hatten sich Knochenanlagerungen gebildet, waren in den Wirbelkanal hineingewachsen und engten die ohnehin schon enge Durchtrittsstelle der empfindlichen Nerven massiv ein. So gerieten die Nervenwurzeln unter Druck und lösten den typischen Schmerz aus, der in das Bein ausstrahlt. Es gibt aber auch Patienten, denen in solchen Fällen nur der Rücken weh tut. Andere wiederum spüren eher eine Schwäche und Müdigkeit in den Beinen.

Konservative Therapien mit Krankengymnastik und gezielte Injektionen halfen **Günther F.** nur vorübergehend. Daher entschloss sich der Konstruktionszeichner dazu, seine Wirbelsäule operativ stabilisieren zu lassen. Bei

diesem Eingriff entfernen wir durch einen offenen Schnitt die abgenutzte Bandscheibe und ersetzen sie durch einen kleinen Titanblock, der die beiden Wirbelkörper im richtigen Abstand auseinander hält und den Wirbelkanal wieder erweitert. Wir drehen rechts und links der Dornfortsätze Schrauben in die betroffenen Wirbelkörper. Durch die Schraubenköpfe werden halbflexible Verbindungsstäbe geführt, die das betroffene Segment stabilisieren. Eine solche Stabilisierung ist oft die letzte Möglichkeit, schmerzhafte Veränderungen an der Lendenwirbelsäule zu behandeln.

Der Eingriff unter Vollnarkose dauerte etwa zwei Stunden. Bereits einen Tag nach der Operation konnte **Günther F.** wieder aufstehen, nach fünf Tagen verließ er die Klinik. „Für ein paar Wochen bekam ich noch ein extra für mich angefertigtes, komfortables Kunststoffkorsett", erinnert er sich. „Vier Wochen später konnte ich wieder am Schreibtisch sitzen. Seitdem bin ich tatsächlich schmerzfrei und kann wieder gut lange Stecken laufen."

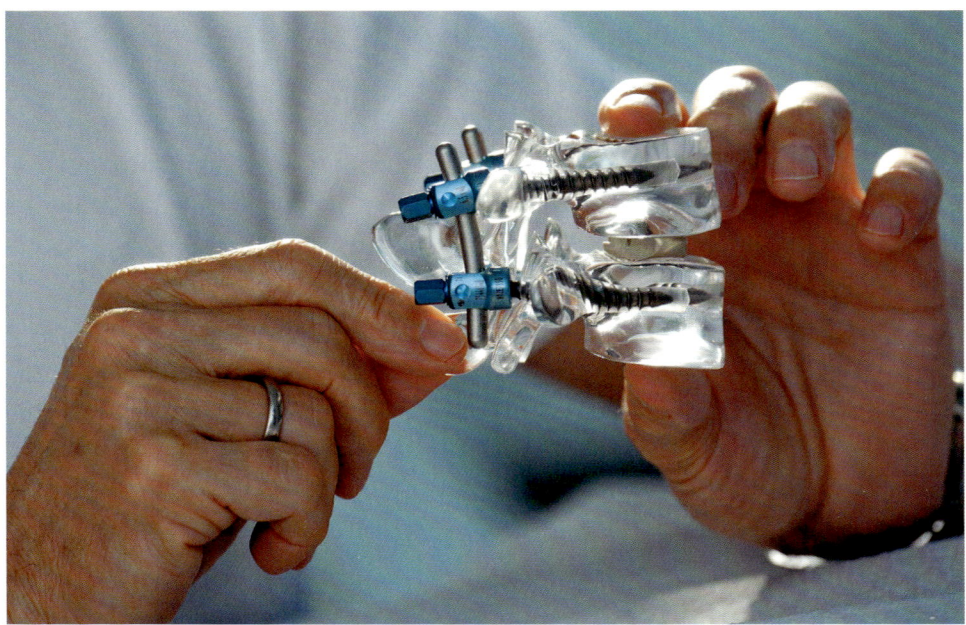

Stabilisierung zweier Wirbelkörper mit einem Schrauben-Stab-System

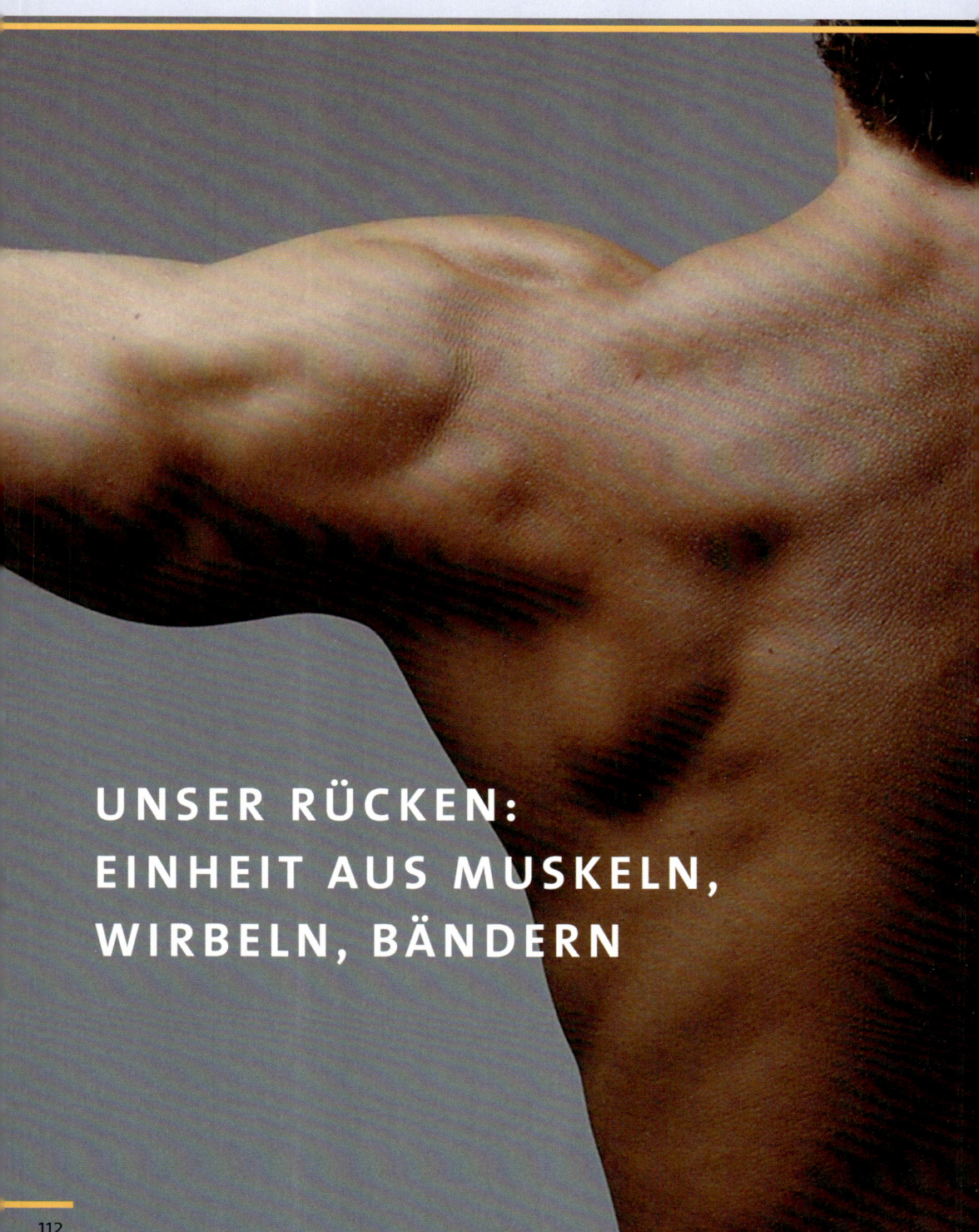

UNSER RÜCKEN:
EINHEIT AUS MUSKELN,
WIRBELN, BÄNDERN

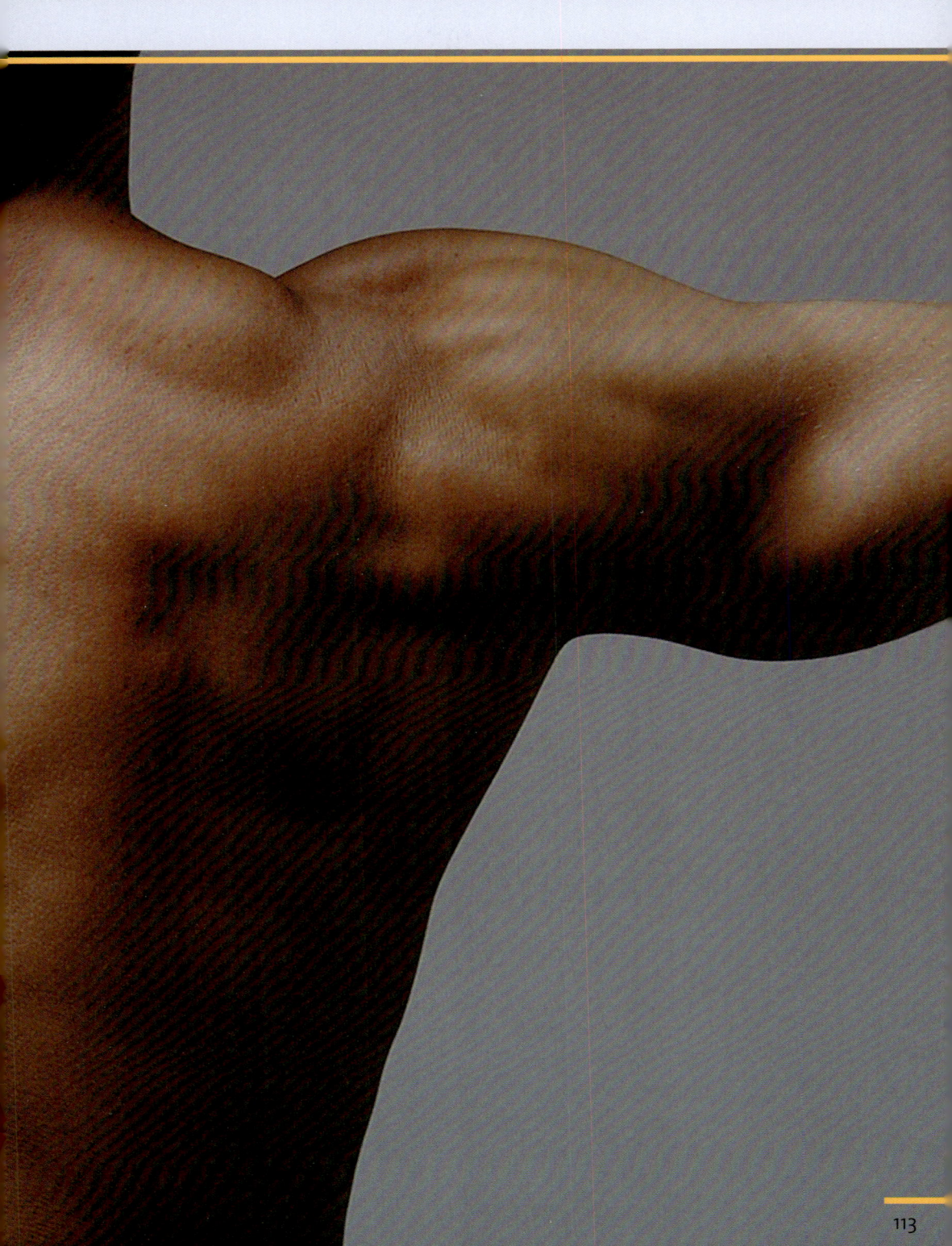

UNSER RÜCKEN – EIN WUNDER DER NATUR

Unser Rücken hat es wahrlich nicht leicht. Er muss Tag für Tag Stöße und Erschütterungen, kleine und große Belastungen sowie viel Anspannung aushalten. Unser Rücken ermöglicht uns den aufrechten Gang und schützt alle Organe. Er muss robust sein, ist aber gleichzeitig sehr anfällig und verletzlich. Einerseits biegsam und elastisch, andererseits stabil, wenn es darum geht, die eigene Struktur zu schützen, ist der Rücken ein vollendetes Produkt der biologischen Evolution. Jedes seiner Einzelteile ist von der Natur fein konstruiert und schutzbedürftig.

— die Wirbelsäule
— die Wirbel mit ihren delikaten Wirbelkörpern und Fortsetzungen
— die Bandscheiben
— die feinen Nervenbahnen
— die Ordnung der schützenden und stützenden Muskeln
— Knorpel, Sehnen und Bänder
— das äußerst verletzliche Rückenmark
— das System der Blutgefäße

DIE WIRBELSÄULE:
BEWEGLICHE ACHSE DES KÖRPERS

Sie besteht aus den Wirbeln, Bandscheiben sowie Bändern und Muskeln. In diesem Gesamtgefüge findet sie stabilen Halt. Von oben nach unten verlaufen sieben Halswirbel, zwölf Brustwirbel, fünf Lendenwirbel, fünf Kreuzwirbel und etwa vier Steißwirbel. Kreuz- und Lendenwirbel verschmelzen am unteren Ende der Wirbelsäule zum Kreuzbein und Steißbein.

Die Wirbelsäule ist S-förmig geformt und in alle Richtungen sehr beweglich. Wirbelkörper und die dazwischen liegenden Bandscheiben bilden eine elastische Einheit, die in der Lage ist, im Zusammenspiel mit der Tiefenmuskulatur des Rückens selbst extreme Belastungen abzufedern. Die Wirbelknochen selbst setzen sich aus dem Wirbelkörper und dem Wirbelbogen zusammen, der sich an den Wirbelkörper anschließt. Im Hohlraum zwischen Wirbelkörper und Wirbelbogen verläuft der Wirbelkanal, in dem das Rückenmark gut geschützt liegt.

Leider ist nur noch höchstens jede zweite Wirbelsäule gut in Form. Als Folge physiologisch ungünstigen Sitzens, Gehens oder Stehens, geprägt von einem Alltag zwischen Autositz, Sofa und Bildschirmarbeit. Wir heben schwere Gewichte ohne darauf zu achten, wie wir sie heben, und sitzen stundenlang, ohne die Position zu wechseln. Wir bewegen uns insgesamt viel zu wenig und wenn, dann nicht unbedingt so, wie es unserer Wirbelsäule gut tun würde. Die Folge sind eine schwache Stützmuskulatur, die ihre Aufgabe nur noch unzureichend übernehmen kann, Verspannungen der überlasteten Muskulatur, rasch voranschreitender Verschleiß von Bandscheiben und Wirbelkörpern und in der Folge – Schmerzen.

DIE BANDSCHEIBEN:
WUNDERBARE KNORPELGEBILDE

Die Verbindungen zwischen jeweils zwei Wirbelkörpern bestehen aus einem faserigen äußeren Ring, dem Annulus fibrosus, sowie dem Nucleus pulposus, dem gallertartigen inneren Ring. Bandscheiben üben eine Pufferfunktion zwischen den Wirbelkörpern aus. Bei mangelnder Bewegung und ungünstiger Haltung verlieren Bandscheiben ihre Festigkeit und Flexibilität, und es kann zu Bandscheibenvorfällen und anderen schmerzhaften Beschwerden kommen.

Mit Nährstoffen versorgt werden die Bandscheiben nicht über Blutgefäße (wie andere Körperteile), sondern durch Diffusion. Dieser Mechanismus sorgt bei Belastungsdruck für den nötigen Flüssigkeitsaustausch, über den Proteine, Enzyme, Mineralien usw. in die Bandscheibenzellen gelangen, Abfallstoffe hingegen ausgeschieden werden. Wenn ein Mensch sich nicht bewegt, müssen die Bandscheiben zur Versorgung auf ihr Notfallprogramm umstellen, das die Natur eingerichtet hat. Die Bandscheibenknorpel sind mit winzigen Kapillaren durchzogen, über die gewährleistet ist, dass Nährstoffdefizite gegebenenfalls ausgeglichen werden können und die Bandscheibensubstanz nicht vollständig verloren geht.

Außerdem ziehen ab einem gewissen Verschleißgrad der Bandscheiben feinste Schmerzfasern durch die ansonsten nerven- und empfindungsfreie Bandscheibe. Diese Schmerzfasern machen die Bandscheibe schmerzempfindlich und senden Warnsignale aus. In der Bandscheibe können sogar Strukturen entstehen, die eigene Schmerzhormone produzieren, mit der Folge eines eigenständigen Bandscheibenschmerzes. Wenn Bandscheiben verschleißen, können Schmerzfasern in das geschädigte Gewebe einsprossen. Bestimmte Bewegungen lösen dann Schmerzen aus, deren Ursprung oft nicht erkannt wird.

DAS RÜCKENMARK:
DER ZENTRALE LEBENSSTRANG

Dieser im Wirbelkanal eingeschlossene Teil des Zentralnervensystems reicht vom ersten Halswirbel bis zur Höhe des ersten oder zweiten Lendenwirbels. Es bildet einen langen, an zwei Stellen verdickten Strang. In diesen Bereichen verlassen Spinalnerven das Rückenmark, deren Ausläufer die Muskulatur von Armen und Beinen steuern.

Das Rückenmark verbindet – gewissermaßen als Verlängerung – das Gehirn mit dem so genannten peripheren Nervensystem. Umgeben werden die Stränge von feinen, schützenden Häuten und der Gehirn-Rückenmarks-Flüssigkeit, eingebettet sind sie zusätzlich in Fett- und Bindegewebspolster. Um den Zentralkanal herum verlaufen Nervenfaserbündel, die Informationen aus dem Gehirn in die Peripherie des Nervensystems senden.

Das Rückenmark spielt eine wichtige Rolle bei allen Körperbewegungen. Dazu tragen Bahnsysteme bei, die aus Gruppen von Nervenzellen (Neuronen) bestehen und mit dem Groß- bzw. Kleinhirn und den peripheren Nerven in Verbindung stehen. Die Neuronen haben sowohl aktivierende als auch hemmende Funktionen. Diese Funktionen werden durch verschiedene Botenstoffe (Neurotransmitter) gewährleistet.

Ein Bandscheibenvorfall kann dazu führen, dass entweder die aus dem Rückenmark entsprungenen peripheren Nerven geschädigt werden oder sogar das Rückenmark selbst bedrängt wird, was zu Schmerzen und im schlimmsten Fall zu Lähmungen, Gefühlsstörungen und Störung der Blasen-/Mastdarmfunktion führen kann.

DIE RÜCKENMUSKELN: KRAFTPAKET FÜR UNSERE WIRBELSÄULE

Sie sind die elastischen und dennoch extrem stabilen Elemente, die unser Rückgrat stützen. Leider werden unsere Rückenmuskeln oft vernachlässigt – durch einen Mangel an Bewegung und falsche Ernährung. Die so genannte autochthone (innerste) Rückenmuskulatur, die Tiefenmuskulatur, verbindet die einzelnen Wirbelkörper untereinander und als Gesamtstruktur die Wirbelsäule in ihrer Gesamtheit. Sie ist die wichtigste Stütze für die Wirbelsäule und hauptverantwortlich für eine aufrechte Haltung. Diese tief im Körper liegende Muskulatur lässt sich aber nicht so einfach und gezielt trainieren wie etwa ein Bizeps. Kontinuierliche natürliche Bewegungsabläufe und eine gute Haltung nützen ihr mehr als gelegentliches Krafttraining. Eine schwache Tiefenmuskulatur kann zu Fehlbelastungen mit weitreichenden Folgen führen.

Zu den für die Rückengesundheit bedeutungsvollen Muskelgruppen gehören auch Muskeln des Nackens, der Schultern und die Bauchmuskulatur. Erst in ihrer Gesamtheit ist die Muskulatur das Kraftpaket für unsere Wirbelsäule. Muskeln brauchen regelmäßige Bewegung und Belastung, um kraftvoll zu werden und zu bleiben. Jede zu Fuß erklommene Treppenstufe ist Minitraining für den Rücken, Aufzüge und Rolltreppen sollte man deshalb meiden. Versuchen Sie, wann immer es möglich ist, eine optimale Haltung für Ihren Rücken einzunehmen, beim Stehen in der Straßenbahn, in der Warteschlange oder beim Telefonieren. Das sorgt für eine gute Körperhaltung und beugt Rückenbeschwerden vor.

SEHNEN UND BÄNDER: FESTE BINDUNGEN

Die gesamte Wirbelsäule ist von Sehnen und Bändern umspannt. Diese Strukturen bestehen aus strangförmigem Gewebe, das sich zu festen Fasern zusammensetzt. Sie werden mithilfe von Vitamin C aus Aminosäuren geknüpft. Sehnen und Bänder werden tagsüber stark beansprucht, regenerieren sich mit Hilfe von Enzymen nachts bzw. im Ruhezustand. Deshalb gehört ausreichender Schlaf ebenso zu den Voraussetzungen eines kräftigen Rückgrats wie gesundes Essen.

Insgesamt sind es sechs Bänder, die unserem Rückgrat Halt verleihen. Über die Vorderseite erstreckt sich ein straffes Längsband, als Grenze zwischen Wirbelsäule und Bauchraum, ihm entspricht ein ähnliches Längsband über die Rückseite und die Wirbelkörper. So genannte gelbe Bänder kräftigen den Raum zwischen den Wirbelkörpern. Außerdem gibt es Zwischenquerfortsatzbänder, die die Querfortsätze der Wirbel verbinden und den Gesamtapparat des Rückgrats straffen und stärken.

Auf der Rückseite erstrecken sich zusätzlich Zwischendornfortsatzbänder von Dornfortsatz zu Dornfortsatz. Schließlich zieht sich noch ein kräftiges, elastisches Band über sämtliche Dornfortsätze. Diese Gesamtkonstruktion hat sich vor mehr als 200.000 Jahren entwickelt. Seither hat sich die Struktur der Wirbelsäule kaum verändert.

UNSER DURSTIGES RÜCKGRAT

❏ Wirbelsäule, Muskeln, Sehnen oder Bänder haben einen enormen Flüssigkeitsbedarf. Biegsamkeit, Flexibilität und Widerstandsfähigkeit sind stets von ausreichender Wasseraufnahme abhängig. Dies bedeutet nicht nur, dass wir viel trinken müssen, ebenso wichtig ist wasserreiche Kost. Obst und Gemüse bestehen bis zu 90 Prozent aus

nährstoffreichem Wasser, mit dem wir am besten den Durst unseres Rückgrats stillen.

❑ Einen wichtigen Anteil am Bindegewebe und speziell der Knorpelmasse im Rückgrat bilden die so genannte Glykosamine bzw. Glykosaminoglykane. Diese Moleküle bestehen weitgehend aus Kohlenhydraten und Eiweiß, sie können, ähnlich einem Schwamm, enorme Mengen Wasser aufsaugen, binden pro Gramm bis zu sechs Liter. Ein Beispiel bieten die Glaskörper unserer Augäpfel, die zu 98 Prozent aus Wasser bestehen, das von nur zwei Prozent Glykosaminoglykanen gebunden ist.

❑ Diese Kohlenhydrat-Eiweiß-Moleküle bilden die Grundsubstanz der Hyaluronsäure. Ein 70 Kilogramm schwerer Erwachsener hat etwa 15 Gramm dieses Puffermaterials im Körper, das sich ständig abbaut, aber auch wieder erneuert. Hyaluronsäure ist wichtiger Bestandteil unserer Haut, der Gelenke, Sehnen oder Bänder. Trockene, rissige Haut ist häufig ein Anzeichen für einen Mangel an Hyaluronsäure im Körper.

❑ Wasser lässt sich bekanntlich nicht zusammenpressen bzw. komprimieren. Deshalb eignet es sich besonders gut als Puffer bzw. Stoßdämpfer. Die so genannte Synovia, die Gelenkflüssigkeit, reichert aus diesem Grunde viel Wasser an, macht Knorpel und Gelenke trotz aller Stabilität weich und flexibel. Dies gilt auch für unsere Bandscheiben. Hyaluronsäure ist allerdings extrem empfindlich, die Moleküle werden durch freie Radikale rasch zerstört, wenn der nötige Immunschutz fehlt. Unser Rückgrat ist also stets auf gesunde, nährstoffreiche Kost angewiesen.

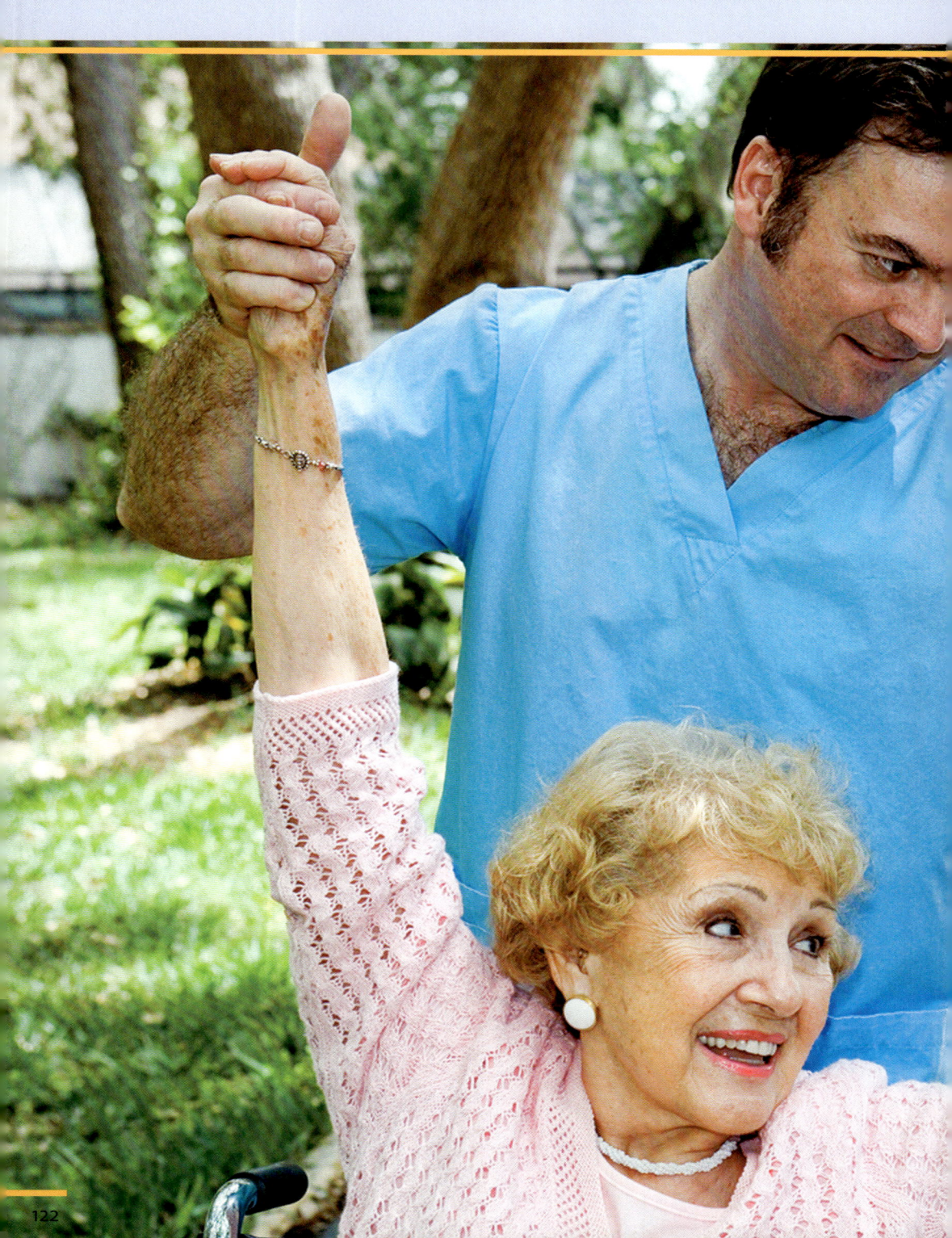

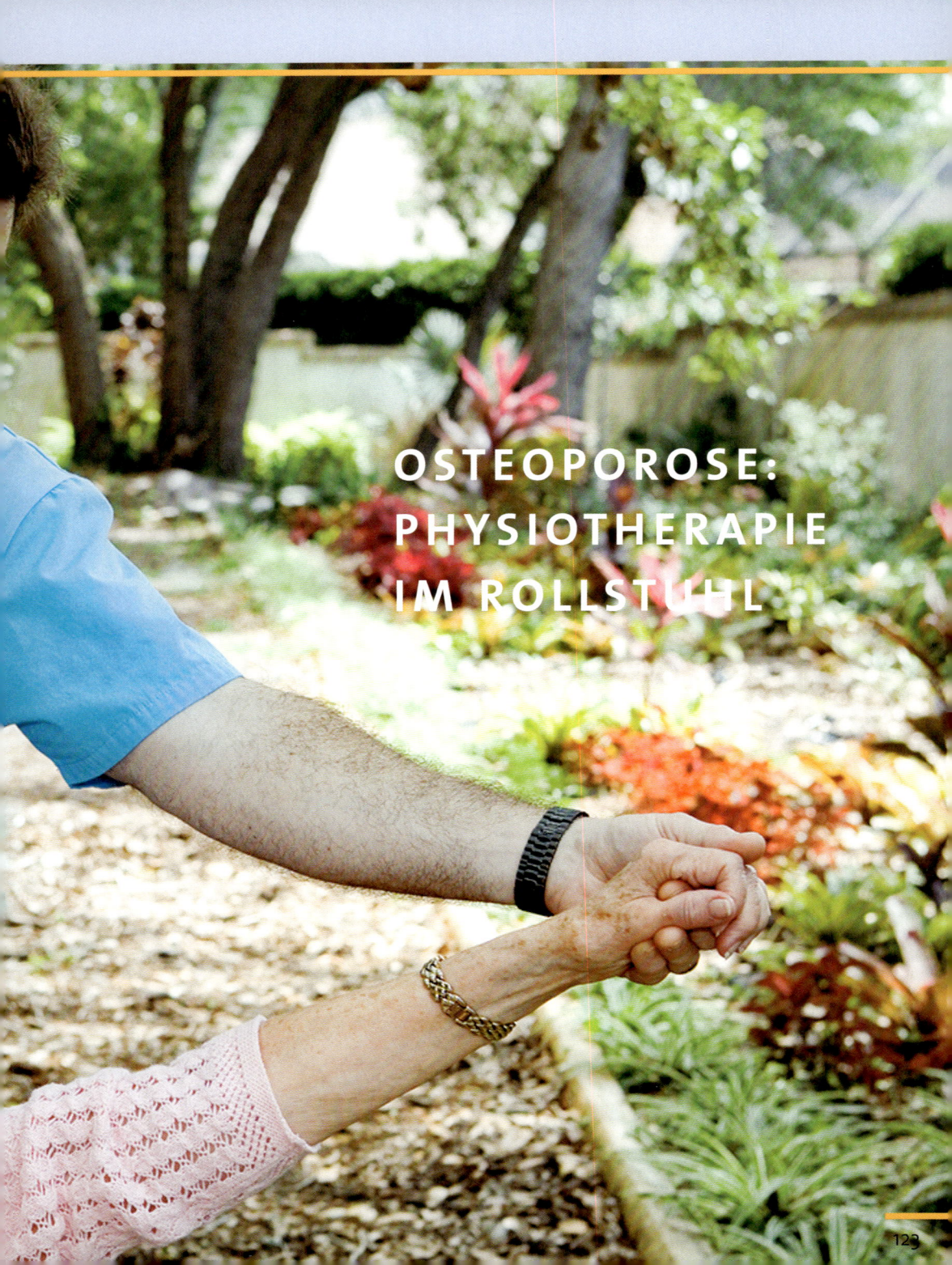

OSTEOPOROSE: PHYSIOTHERAPIE IM ROLLSTUHL

Die neue Volkskrankheit

OSTEOPOROSE: WENN KNOCHEN BRÜCHIG WERDEN

Beim Knochenschwund, der Osteoporose, ist der Mineralgehalt der Knochen verringert, die Knochen verlieren an Festigkeit und die Architektur der Bausubstanz im Knochen verändert sich. Die Weltgesundheitsorganisation (WHO) definiert die Mineraldichte von Knochen bei Osteoporose als Abweichung um 2,5 Standardpunkte unter der durchschnittlichen Knochendichte gesunder Menschen, gemessen durch Knochen-Densitometrie. Osteoporose ist die häufigste Knochenerkrankung. Die primäre Osteoporose, die nicht im Zusammenhang mit einer anderen Erkrankung steht, betrifft rund 80 Prozent der Frauen nach der Menopause. Bei jeder dritten Frau kommt es in dieser Lebensphase zu einer klinisch signifikanten Osteoporose und zu einem erheblichen Risiko von Frakturen. Mit dem demografischen Wandel entwickelt sich die Osteoporose gerade zu einer Volkskrankheit. Neben ihrer häufigsten Folge, dem Oberschenkelhalsbruch, kann sie auch die Wirbelsäule deformieren und ist eine häufige Ursache von Wirbelbrüchen.

Knochenschwund kann man vorbeugen. Dazu gehören eine gesunde Lebensweise, vernünftige Ernährung, ausreichend Bewegung und eine gute Versorgung mit Kalzium und Vitamin D. Mit zunehmendem Alter erhöht sich das Risiko für Stürze – ältere Personen profitieren deshalb auch von einer rechtzeitigen gezielten Sturzprophylaxe. Sie kann vor den schwerwiegenden Folgen der Osteoporose schützen.

DIE KNOCHENDICHTEMESSUNG

❏ Nicht nur Frauen sondern auch jeder fünfte Mann sind in Deutschland vom Knochenschwund betroffen. Dies macht die Osteoporose zu einer der am weitesten verbreiteten Volkskrankheiten.

❏ Mit der Messung der Knochendichte, der Osteodensitometrie, lässt sich der Kalziumsalzgehalt des Knochens und damit das Frakturrisiko exakt bestimmen.

❏ Bei der Untersuchung wird mithilfe einer speziellen Röntgentechnik geringe Strahlung durch die Knochen geschickt. Damit lässt sich der Mineralgehalt der Knochen messen.

❏ Die Untersuchung dauert nur wenige Minuten.

❏ Für die Messung stehen verschiedene Geräte und Verfahren zur Verfügung. Als problematisch gilt der T-Wert, der für die Maßgaben der WHO gültig ist. Bei Standardabweichungen zwischen -1 und -2,5 wird von einer Osteopenie gesprochen, einer Minderung der Knochendichte als Vorstufe einer Osteoporose.

WIE SICH UNSERE KNOCHEN REGENERIEREN

Anatomisch gesehen sind wir erwachsen, wenn unser Skelett seine endgültige Größe erreicht hat. Danach läuft unser Knochenstoffwechsel allerdings weiter auf vollen Touren. Er ist determiniert durch drei Zelltypen:

— Osteozyten sind die eigentlichen Knochenzellen
— Osteoklasten bauen verbrauchte Knochenzellen ab
— Osteoblasten bauen neue Knochenzellen ein

Unsere Knochen sind und bleiben dann gesund und kräftig, wenn ständig abgebaute Knochenzellen durch frische, junge Osteoblasten ersetzt werden. Bei der Osteoporose hingegen werden immer weniger verbrauchte

Knochenzellen durch neue Knochenzellen ersetzt. Knochen werden dann zwangsläufig brüchiger, da die Knochensubstanz abnimmt. Ein physiologisch gesunder Stoffwechsel und Umbau – stimuliert durch nährstoffreiche Ernährung und viel Bewegung und Belastung – verleiht unserem Skelett hohe Belastbarkeit und Flexibilität. Knochen können dann ihre Stütz- und Bewegungsfunktion optimal erfüllen.

Unsere Knochen sind von der Natur sehr fein konstruiert. Sie haben eine harte und feste äußere Hülle, die von einer schwammähnlichen Knochenbälkchenstruktur ausgefüllt ist. Je nachdem, an welcher Stelle unseres Körpers ein Knochen welche Funktion hat, ist die Knochenhülle stärker oder dünner. Der Oberschenkelknochen etwa, der viel Last tragen muss, verfügt über eine dicke Hülle und nur wenig innen liegende filigrane Knochenstruktur. Hingegen sind unsere Wirbel mit vielen Knochenbälkchen und einer dünneren und leichteren Knochenhülle versehen.

HORMONE SPIELEN EINE ROLLE

Ein ganzer Reigen hochpotenter Hormone wirkt tatkräftig mit, um unser Skelett robust und leistungsfähig zu erhalten:

— Sexualhormone
— Schilddrüsenhormone
— Wachstumshormone
— das Bauchspeicheldrüsenhormon Insulin

Eine bedeutende Funktion haben die weiblichen Sexualhormone, die Östrogene. Diese so genannten Follikelhormone zählen zur Kategorie der Steroidhormone, sie werden in den Eierstöcken, in Follikeln und Gelbkörper und in der Nebennierenrinde synthetisiert, während der Schwangerschaft auch in der Plazenta. Männer produzieren diese Hormone in den

Hoden sowie enzymatisch aus Testosteron. Weil Frauen nach der Menopause weniger Östrogene synthetisieren, sind sie zu diesem Zeitpunkt auch wesentlich anfälliger gegenüber Osteoporose als Männer.

Bei einer Unterfunktion der Schilddrüse, unter anderem möglicherweise bedingt durch Jodmangel, fehlen die wichtigen Schilddrüsenhormone, die anregend auf den Knochenaufbau wirken. In ihren C-Zellen synthetisiert die Schilddrüse das Hormon Calcitonin, das gemeinsam mit dem Parathormon aus den Nebenschilddrüsen den Kalziumhaushalt reguliert. Wachstumshormon und Insulin wirken anabol, also aufbauend auf den Knochenstoffwechsel, wie auch auf alle anderen Zellen und Gewebe im Körper.

POWER-SUBSTANZEN FÜR UNSERE KNOCHEN

❑ Kalzium-Ionen sind beim Knochenbau auf die Unterstützung anderer Biostoffe angewiesen, wie vor allem dem Sonnenvitamin D. Tägliche Bewegung in natürlichem Licht ist eine tragende Säule der Osteoporosevorbeugung.

❑ Von den rund fünf Kilo Trockenmasse unserer Knochen ist ein Kilo reines Kalzium. Enthalten ist das kostbare Skelettmaterial in Milchprodukten, Mandeln, Haselnüssen, Feigen, Kohl, grünem Gemüse, und Hülsenfrüchten.

❑ Phosphor bildet zusammen mit Kalzium den Knochenzement Hydroxylapatit. Von den rund zwei Drittel Kilo Phosphor im Körper eines gesunden Erwachsenen stecken 85 Prozent im Skelett. Phosphor ist unerlässlicher Bestandteil der Energiewährung Adenosintriphosphat (ATP) im Körper und an allen Bewegungen beteiligt. Vollkornprodukte, Nüsse und Hülsenfrüchte haben ein optimales Phosphor-Kalzium-Verhältnis, deshalb sind sie für unser Skelett sehr gesund.

❑ Magnesium bildet im Pflanzenfarbstoff, dem Chlorophyll, einen Teil des Blattgrüns. Dementsprechend ist das Mineral reichlich in grünem Blattgemüse und Salat enthalten. In jedem von uns stecken

zwischen 20 und 28 Gramm Magnesium, speziell im Skelett, wo das Mineral als passive Substanz in Zellen eingelagert wird.

❑ Das Spurenelement Boron ist für die Verwertung der Knochenmineralien Kalzium, Phosphor und Magnesium wichtig. Winzigste Mengen dieses Spurenelements regeln den Stoffwechsel der großen Knochensubstanz. Lediglich etwa der zehnte Teil eines Millionstel Gramms Boron steckt in unserem Körper, eine an Boron arme Ernährung führt aber zur Ausscheidungen von Kalzium und Magnesium aus dem Körper und schwächt somit das Skelett. Enthalten ist das Spurenelement hauptsächlich in Früchten, Nüssen, Blattgemüse und Hülsenfrüchten.

❑ Vitamin D wird unter dem Einfluss von Photonen in cholesterinhaltigen Hautzellen synthetisiert. Als fetthaltige Stoffe wandern die kleinen D-Moleküle über die Blutbahn in die Zellen. Von hier aus aktivieren sie den Stoffwechsel, insbesondere auch jenen der Knochen.

KNOCHEN UND BANDSCHEIBEN WOLLEN BELASTET WERDEN

Die UV-Strahlen der Sonne sind für die Gesundheit unseres Skeletts unersetzlich. Verbringen Sie täglich mindestens 15 Minuten in natürlichem Tageslicht. Achten Sie darauf, dass dabei ausreichend Hautfläche unbedeckt bleibt und verwenden Sie Sonnenschutz nur, wenn er wirklich notwenig ist, um Ihre Haut vor Sonnenbrand zu schützen. UV-Filter blockieren auch die Vitamin-D-Synthese.

So unerlässlich wie das Sonnenlicht ist für gesunde Knochen ausreichend Bewegung. Bereits ab dem 30. Lebensjahr setzt allmählich der Abbau von Knochenmasse ein. Er lässt sich nur verlangsamen, wenn die Kochen beansprucht werden. Bewegen Sie sich! Jeder zu Fuß zurückgelegte Meter

nützt Ihren Knochen. Auch die Bandscheiben brauchen diese Belastung, um gut mit Nährstoffen versorgt zu werden. Sie saugen bei jedem Schritt wie ein Schwamm nährstoffreiche Körperflüssigkeit auf.

Bestimmte Substanzen schaden unserem Skelett, insbesondere die Genussgifte Alkohol, Nikotin oder Kaffee. Während Alkohol den Zellstoffwechsel und die Kalziumaufnahme beeinträchtigt, verengen Zigaretten und Koffein die Gefäße und verschlechtern so die Versorgung der Zellen. Zuviel Salz drosselt die Wasseraufnahme von Wirbelsäulenknorpeln und Bandscheiben. Meiden Sie stark gesalzene Nahrungsmittel.

KNOCHENZEMENT FÜR GEBROCHENE WIRBEL

Osteoporose kann zum Bruch von Wirbelkörpern führen. Diese können extrem schmerzhaft sein und die Wirbelsäule destabilisieren. Doch selbst in sehr schweren Fällen gibt es Hilfe, die Behandlung mit der so genannten Vertebroplastie oder Ballon-Kyphoplastie. Der betroffene Wirbel wird rasch wieder stabilisiert und die Schmerzursache behoben. So können auch ausgeprägte Verformungen der Wirbelkörper schonend behandelt werden.

Vertebroplastie

Bei der Vertebroplastie wird minimal-invasiv eine dünne Injektionsnadel unter Röntgenkontrolle in den gebrochenen Wirbelkörper eingeführt. An einem bestimmten Punkt des Wirbelkörpers, dem Pedikel, kann die Nadel gefahrlos in den Wirbelkörper eindringen. Der Zugang durch die Haut schont Muskulatur und Stützgewebe, schmerzhafte Narbenbildungen und Instabilitäten werden auf diese Weise vermieden. Über die hohle Punktionsnadel wird flüssiger Knochenzement in den Wirbelkörper eingespritzt, der den Wirbelkörper nach dem Aushärten wieder stabilisiert. Knochenzement ist ein Gemisch aus Binder und Härter, wie er auch erfolg-

reich in der Prothesenchirurgie, z.B. bei Hüft- oder Kniegelenken, einge-setzt wird. Das Gemisch härtet nach etwa zehn Minuten aus.

Vesselplastie

Eine Weiterentwicklung der Kyphoplastie ist die so genannte Vesselplastie. Durch eine dünne Kanüle wird bei dieser Behandlungsmethode unter Dämmerschlafnarkose und Röntgenkontrolle eine Ballonsonde (Vessel X) in den eingebrochenen Wirbelkörper eingeführt. Anschließend wird Kno-chenzement in ein umhüllendes Netz gespritzt. Auf diese Weise richtet sich der Wirbelkörper wieder auf. Das ballonähnliche Netz (Vessel) hält den Knochenzement im Wirbelkörper, sodass dieser nicht in Gefäße oder Rückenmark abfließen kann. Somit gewinnt der Wirbelkörper gefahrlos seine Stabilität zurück. Mit diesem innovativen minimal-invasiven Punk-tionsverfahren kann eine offene und belastende Operation vermieden werden.

Ballon-Kyphoplastie

Bei bereits stark deformierten Wirbelkörpern empfiehlt unser interdiszi-plinäres Team die Ballon-Kyphoplastie. Dabei wird der Wirbelkörper mit Hilfe eines Ballons erst einmal aufgerichtet. Wenn der Wirbel aufgerichtet ist, wird der Hohlraum mit Knochenzement aufgefüllt. Mit diesem mini-mal-invasiven Verfahren können selbst ausgeprägte osteoporosebedingte Verformungen schonend und nebenwirkungsfrei behandelt werden.

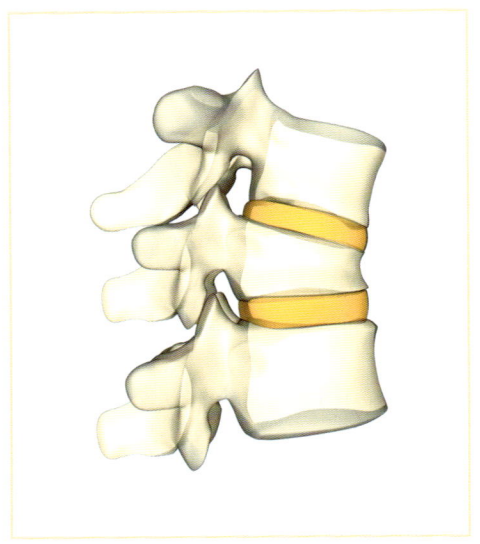

Hier ist der gebrochene und
deformierte Wirbelkörper zu sehen

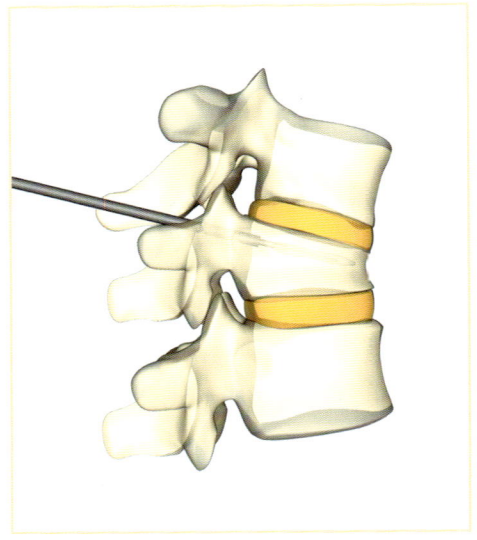

Eine dünne Hohlnadel wird schonend
durch Haut und Pedikel eingeführt

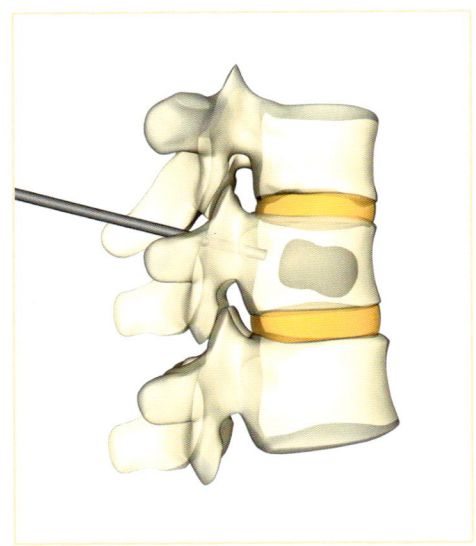

Der gebrochene Wirbelkörper wird
mithilfe eines Ballons aufgerichtet

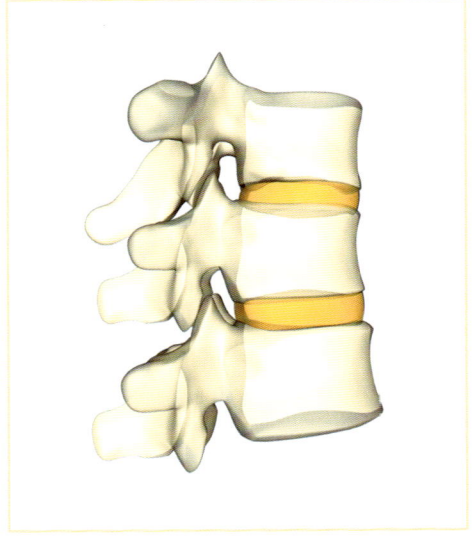

Der Hohlraum wird mit
Knochenzement aufgefüllt

FATALE FOLGEN EINES STURZES

Es war beim Einkaufen passiert. Als **Elisabeth S. (69)** aus dem Supermarkt kam, stürzte sie auf dem eisglatten Gehweg. Ein höllischer Schmerz fuhr ihr durch die Wirbelsäule. Jeder Schritt wurde plötzlich zur Qual, zu ihrem Orthopäden schleppte sie sich mit Mühe. Die Diagnose ergab: Zwei Wirbelkörper waren gebrochen! Kein Wunder, dass sie sich vor Rückenschmerzen kaum noch bewegen konnte.

Was **Elisabeth S.** bis zu diesem Zeitpunkt nicht wusste: Sie litt unter hochgradiger Osteoporose. Ihre Knochensubstanz war bereits stark vermindert und der sie mit Medikamenten behandelnde Arzt stellte ihr in Aussicht, ihre Wirbelsäule bald mit Schrauben versteifen zu müssen. Mit diesem Gedanken wollte sich **Elisabeth S.** jedoch nicht anfreunden. Gut so! Wir konnten ihr mit einer minimal-invasiven Stabilisierung durch Knochenzement helfen.

Elisabeth S. entschied sich ohne zu zögern für das innovative Therapieverfahren. Als sie aus der Narkose erwachte, war der Zement bereits hart und ihre Wirbelsäule wieder stabil. Nur einen Tag später hatte **Elisabeth S.** keine Schmerzen mehr, eine lange Leidenszeit war zu Ende. Bald fuhr sie wieder mit dem Fahrrad zum Einkaufen. Sie darf darauf hoffen, dauerhaft beschwerdefrei zu bleiben, denn die Behandlung mit dem Knochenzement nimmt den Betroffenen nicht nur die Schmerzen. Sie verhindert auch weitere Einbrüche der Wirbel und beugt einer Verformung der Wirbelsäule vor.

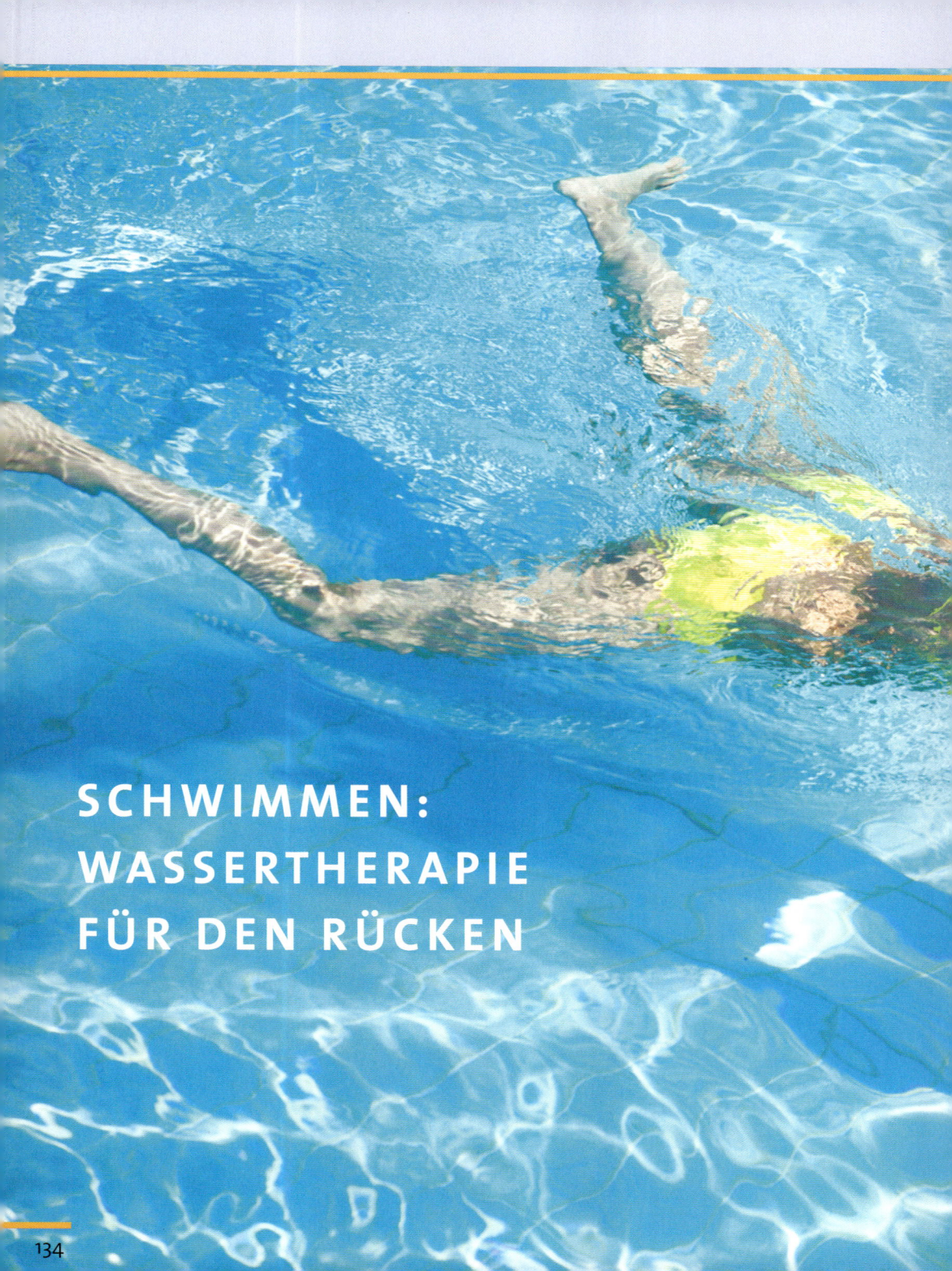

SCHWIMMEN: WASSERTHERAPIE FÜR DEN RÜCKEN

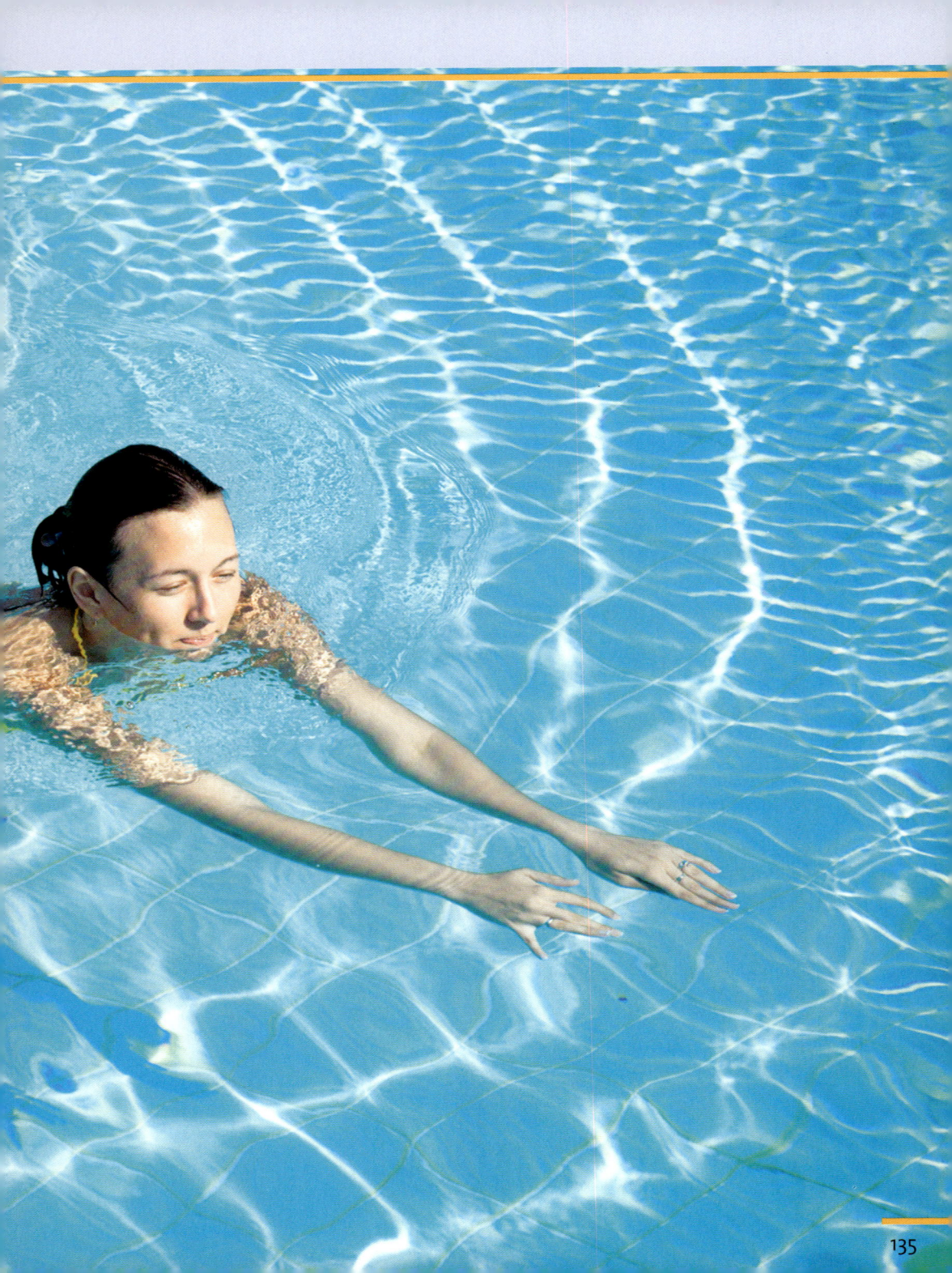

WAS SIE SELBST GEGEN RÜCKENSCHMERZEN TUN KÖNNEN

Rückenprobleme sind häufig Ausdruck einer inneren Befindlichkeitsstörung, deren Ursachen komplex und nicht einfach zu erkennen sind. Die folgenden Ursachen sind an einer Schmerzsymptomatik in vielen Fällen beteiligt.

— Fehlernährung und Übergewicht
— Falsche Körperhaltung und Fehlbelastung
— Mangelnde Bewegung
— Ungeeignete Matratzen
— Schlafmangel
— Stress
— Physiologisch ungeeignete Arbeitsplätze

Diese Faktoren können Betroffene selbst beeinflussen und damit Schritt für Schritt zu einer gesünderen Lebensweise finden. Das ist eine gute Basis für eine schmerzfreie Zukunft und gute Lebensqualität bis ins hohe Alter. Es ist keine Schande, sich auf dem Weg dorthin beraten zu lassen und sich professionelle Hilfe zu holen.

GEWICHT REDUZIEREN – DEM RÜCKEN ZULIEBE

Übergewicht kann Rückenschmerzen verstärken oder überhaupt erst entstehen lassen. Es beeinflusst die physiologisch fein abgestimmte Balance der Wirbelsäule, unserer inneren Achse, und kann schmerzhafte Verspannungen der Muskulatur begünstigen. Meist ist Übergewicht durch falsche Ernährung und Bewegungsmangel bedingt.

INTERESSANTES ÜBER FETTZELLEN

❏ Sie sind im ungefüllten Zustand zwischen 0,3 und 0,9 Mikrogramm (Millionstel Gramm) schwer, können aber große Mengen an Fettmolekülen aufnehmen und so eine maximale Größe von etwa 1,2 Mikrogramm erreichen.

❏ Schlanke Menschen haben meist nur an die 20 Milliarden gefüllte Fettzellen, übergewichtige bzw. dicke Menschen hingegen bis zu 150 Milliarden oder mehr.

❏ Die Anzahl der Fettzellen bildet sich in der Kindheit bis hin zur Pubertät, in abnehmendem Maße noch bis etwa zum 22. Lebensjahr. Sie ist mit entscheidend für Gewicht im Erwachsenenalter. Fehlernährung und Bewegungsmangel bei Kindern schaden der Gesundheit deshalb besonders.

❏ Wenn die Kalorienzahl stimmt, macht ein hoher Fettanteil in der Nahrung nicht dick. Allerdings sollte man bevorzugt pflanzliche, ungesättigte Fettsäuren in den Speiseplan aufnehmen.

❏ Die ungesündesten Lebensmittel sind süße Getränke, süße und fette Weißmehlprodukte wie Kuchen oder Torten sowie salzig-fette Lebensmittel wie Pommes frites und Chips.

Es ist ein Erfahrungswert, dass Gewichtsreduktion Rückenschmerzen lindert. Dr. Andree Panagos, Direktor am Spine Center des namhaften New Yorker Presbyterian Hospitals hat damit viele Erfahrungen gesammelt: „In meiner Praxis beobachte ich, dass jeder Patient, der eine bestimmte Menge an Gewicht abgebaut hat, feststellt, dass seine Rückenleiden entsprechend abnehmen." Die Ursache dafür sieht Dr. Panagos in dem Umstand, dass Wirbelgelenke und Bandscheiben bei Gewichtsabnahme günstiger belastet werden. „Übergewicht führt zu zusätzlichem Druck auf das Rückgrat", so auch Dr. Kevin Cichoki, Gründer von Palladium Health, einer weltweit operierenden Gesundheitsorganisation, „Es ist seit langem bekannt, dass ein Anstieg des Körpergewichts die Belastung für das Rückgrat oft dramatisch erhöht. Diese Belastung nimmt mit der weiteren Gewichtszunahme ständig zu, vor allem dann, wenn bereits degenerative Verformungen der Wirbelsäule vorliegen. Dadurch steigt das Risiko eines Bandscheibenvorfalls oder anderer Rückenerkrankungen."

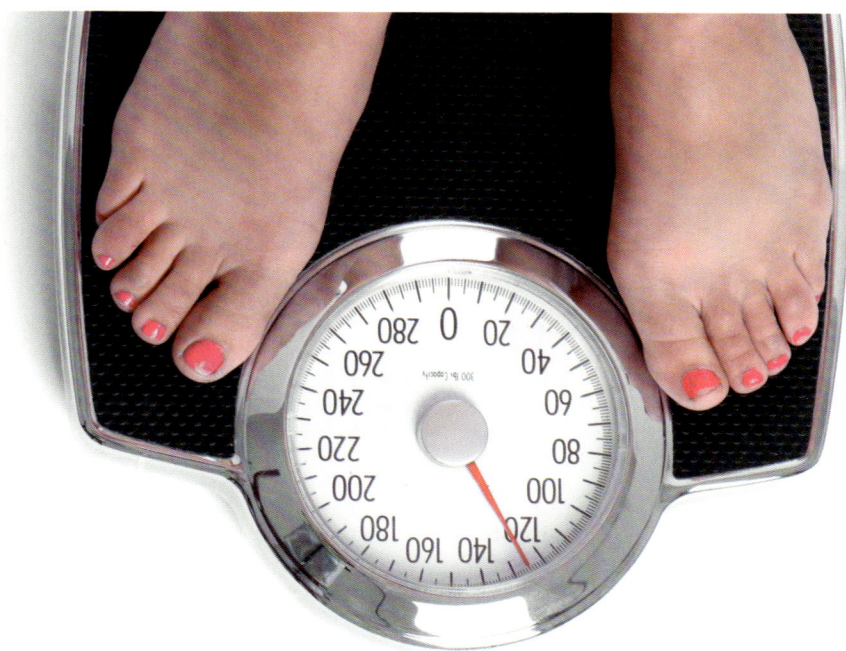

DIE WIRBELSÄULE LEIDET

Übergewicht kann zu einem frühzeitigen Verschleiß der äußeren Bandscheibenstruktur führen, wodurch sich das Risiko für Erkrankungen der Wirbelsäule erhöht. Bei Personen mit einem hohen Body Mass Index klingen Ischiasbeschwerden langsamer ab als bei schlanken Menschen. Erstere haben auch ein erhöhtes Risiko, an einer Spondylarthrose (Wirbelgelenkverschleiß) oder einem degenerativen Wirbelgleiten zu erkranken. Problematisch kann die seltene Ausbildung einer so genannten Diffusen Idiopathischen Skelettalen Hyperostosis (DISH) durch Übergewicht sein, einer Versteifung von Bändern und Sehnen der Wirbelsäule. Die Krankheit tritt vorwiegend bei älteren Männern auf. Im Gegensatz zu einer entzündlich bedingten Spondylitis Ankylosans (Morbus Bechterew) verursacht DISH keine Schmerzen, die Krankheit entsteht wahrscheinlich durch Stoffwechselstörungen aufgrund einer entgleisten Fettbalance.

TIPPS FÜRS FATBURNING

❑ Bringen Sie statt Weißmehlprodukten Vollkorn auf den Tisch. Außerdem viel Obst und Gemüse.

❑ Trinken Sie keine gesüßten Getränke wie Cola oder Limonade.

❑ Verzichten Sie auf gesalzte oder süße Snacks gegen den kleinen Hunger.

❑ Tanken Sie für die Fettverbrennung Sauerstoff – zum Beispiel bei einem Spaziergang durch den Wald.

❑ Gehen Sie Treppen zu Fuß.

❑ Ideale Sportarten zum Abnehmen sind Wandern, Joggen, Radfahren und Schwimmen.

❑ Planen Sie täglich eine halbe Stunde mehr Schlaf ein. Abnehmen vollzieht sich auch nachts.

❑ Bauen Sie Stress ab. Der verursacht einen erhöhten Blutdruck und erschwert das Fatburning.

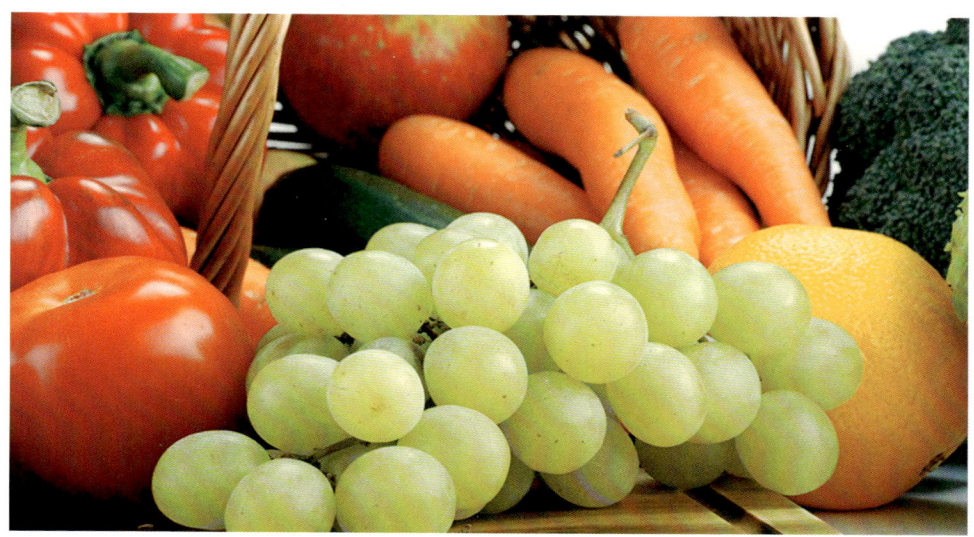

Obst & Gemüse: ideale Ernährung für unseren Rücken

SCHLAF & ERHOLUNG FÜR UNSERE WIRBELSÄULE

Körperzellen wollen gut ernährt sein und sie brauchen Ruhephasen. Auch die Wirbelsäule und vor allem die Bandscheiben regenerieren sich vor allem im Schlaf. Regelmäßiger erholsamer Schlaf ist eine wichtige Säule der Rückengesundheit, doch uns hindert vieles daran, genussvoll und ausgiebig zu schlafen.

— Stress führt dazu, dass wir zu wenig Zeit zum Schlafen finden.
— Sorgen lassen uns lange wach liegen.
— Matratzen stützen unsere Wirbelsäule zu wenig (oft bei Männern) oder sind zu hart (oft bei Frauen).
— Üppiges Essen am Abend beschäftigt unsere Verdauung und lässt uns keine Nachtruhe finden.
— Geräusche oder Elektrosmog beeinträchtigen das Raumklima in unserem Schlafzimmer und unser Wohlbefinden.

Nicht selten kommen mehrere der genannten Faktoren zusammen. Die Natur hat es so eingerichtet, dass zwei grundsätzlich gegensätzliche Systeme unser Leben bestimmen. Während das so genannte sympathische vegetative Nervensystem dafür sorgt, dass wir tagsüber wach und konzentriert den Herausforderungen des Alltags begegnen, führt uns das parasympathische vegetative Nervensystem in wohltuenden Schlaf. Unter seinem Einfluss sind Puls, Kreislauf, Herzschlag und Hirntätigkeit gedrosselt, der Stoffwechsel hingegen bleibt im Takt. So kommt es zu einem vermehrten Zustrom von lebensnotwendigen Biostoffen wie Vitaminen, Mineralien, Eiweiß oder auch Wasser in die Wirbelsäule. Bei mangelndem Schlaf hingegen ist die Versorgung ungenügend, eventuell bereits vorhandene Defizite im sensiblen Aufbau des Rückgrats werden dadurch noch verstärkt. Anhaltender Schlafmangel, über Wochen oder Monate hinweg, begünstigt auf diese Weise den Abbau von Rückenmuskeln, ebenso wie die Entwicklung von Bandscheiben- oder Wirbelkörperschäden.

Schlaf ist wichtig für die Regeneration aller Körperzellen und deshalb von der Natur sehr fein geregelt. Im Schlaf weiten sich unter dem Einfluss des Bauchspeicheldrüsenhormons Insulin Gefäße geringfügig, um optimale Transportmöglichkeiten für Vitamine, Mineralstoffe und andere Biosubstanzen zu schaffen, die übers Blut die Zellen ernähren. Das Hormon schleust Fett-, Eiweiß- und Kohlenhydratmoleküle in unsere rund 70 Billionen Zellen und sorgt dafür, dass sie gesund bleiben.

Insulin ist ein guter Freund des Schlafes. Vor allem Kohlenhydrate, bzw. deren kleinste Einheit, die Glukose, sorgen für einen erhöhten Ausstoß an Insulin, das Gefäße erweitert, somit den Blutdruck senkt und das Einschlafen fördert. Gute Einschlafhilfen sind deshalb Süßes oder süße Getränke, die besonders rasch für einen Insulin-Ausstoß sorgen. Schon vor 5.000 Jahren galt in China die Empfehlung. „Wenn du einschlafen willst, trinke eine Tasse süßen Tee." Im Gegensatz führen alle Gefäß verengenden Aktivitäten zu einem Anstieg des Blutdrucks, und erschweren das wohltuende Abgleiten in den erholsamen Schlaf.

TIPPS FÜR EINEN GESUNDEN SCHLAF

Unser Schlafbedürfnis orientiert sich an der Tageszeit. Es wird verstärkt durch die nächtliche Dunkelheit und Stille, die Körpertemperatur, ausreichend Sauerstoff und ein entspanntes Nervensystem. Auch das Schlafhormon Melatonin spielt eine Rolle. Es wird von der Zirbeldrüse aus dem Neurotransmitter Serotonin synthetisiert, der wiederum im Gehirn aus der Aminosäure Tryptophan entsteht. Dieser Eiweißbaustein findet sich vorwiegend in kohlenhydratreichen Lebensmitteln.

Ein Schlafzimmer zum Träumen
Es ist unser persönlichster Raum in der Wohnung, deshalb sollten wir ihn besonders liebevoll gestalten, also so, dass wir ihn zur Schlafenszeit gerne aufsuchen.

Temperatur im Schlafraum
Das Schlafzimmer sollte nicht zu kalt und nicht zu warm sein, ideal sind Temperaturen zwischen 16 und 18 Grad. Der Raum muss gut gelüftet sein, doch möglichst nur mehrmals am Tag für wenige Minuten, damit die Wände nicht auskühlen und nachts ihre Kälte ausstrahlen. Die ideale

Luftfeuchtigkeit liegt um die 50 Prozent. Elektrosmog, z. B. durch Stand-by-Quellen (Handys, Radios, Elektrowecker, elektrische Uhren etc.) möglichst ausschalten.

Das Bett: ein wichtiges Möbelstück

Am besten sind metallfreie Bettgestelle aus Holz. Betten sollten nicht an kalten Wänden stehen, ebenso wenig neben Steckdosen. Wichtig ist ein qualitativ hochwertiger Lattenrost, der verstellbar ist und sich der Körperform möglichst flexibel anpassen kann. Doppelbetten sollten zwei individuell eingestellte Lattenroste haben sowie zwei – möglicherweise unterschiedliche Matratzen. Ideal sind Traktionsmatratzen mit schräg gestellten Lamellen, die Wirbelsäule und Bandscheiben entlasten. Heutzutage gibt es auch Biomatratzen aus Kapok, Torffaser, Kokos, Rosshaar, Baumwolle, Schafwolle oder anderen natürlichen Materialien.

Am besten schläft man in leichtem Bettzeug, das atmungsaktiv ist, gut wärmt und Feuchtigkeit gut ableitet. Empfehlenswert sind auch hier natürliche Materialien. Ideal sind Daunen, die sich leicht und warm anschmiegen. Bettzeug sollte so bemessen sein, dass auch die Füße gut bedeckt

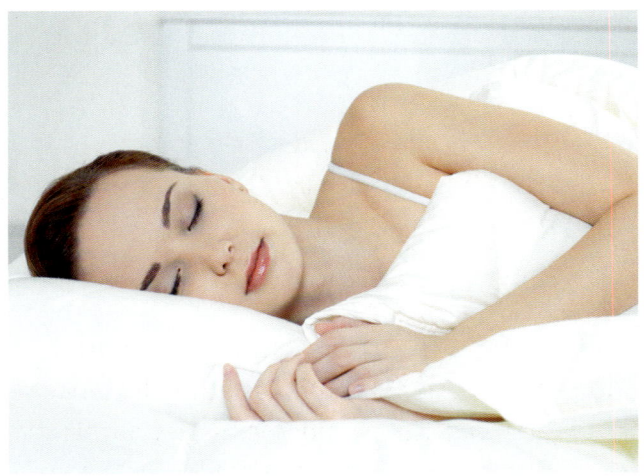

bleiben. Sehr wichtig ist ein Kopfkissen, das, je nach Schlafposition, den Nacken stützt und so die Halswirbelsäule entlastet.

Beim Träumen erholt sich unser Rückgrat

UNSER RÜCKGRAT BRAUCHT BEWEGUNG

Als komplizierter Bewegungsapparat aus Wirbelkörpern, Bandscheiben, Muskeln, Sehnen, Bändern, Nerven und Blutgefäßen will unsere Wirbelsäule belastet und beansprucht werden. Bewegungsmangel ist ein Laster mit gravierenden Auswirkungen.

— Muskeln werden schwächer und büßen ihre Stützfunktion für das Rückgrat ein.
— Bandscheiben verlieren an Höhe, da sie nur in Bewegung optimal mit Nährstoffen versorgt werden.
— Bewegungsmangel begünstigt Übergewicht, was wiederum Bewegung beschwerlicher macht.

Für die Flexibilität und Stabilität unserer Wirbelsäule sorgt ein fein abgestimmtes System unterschiedlicher, kleiner und großer Muskeln.

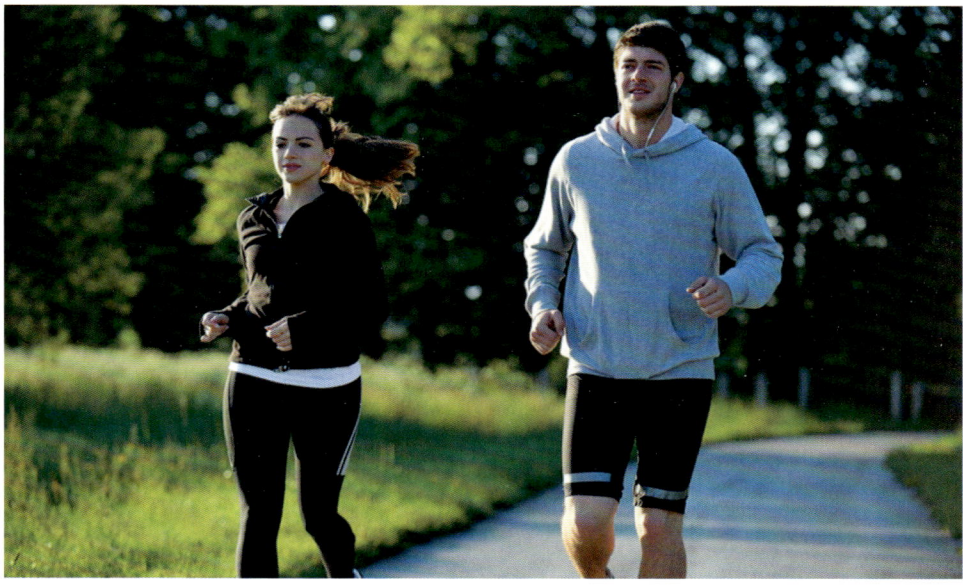

Laufen kräftigt nicht nur die Wirbelsäule, sondern den gesamten Körper

Rückenmuskulatur

Die beiden senkrecht verlaufenden kräftigen Muskelstränge entlang der Wirbelsäule gehören zu den Rückenstreckern. Sie werden gern mit der Rückenmuskulatur gleichgesetzt, sind jedoch nur ein Teil der oberflächlichen Rumpfmuskulatur. Diese Oberflächenmuskulatur lässt sich durch Krafttraining schnell und einfach auftrainieren. Sie kann die Wirbelsäule jedoch ohne eine kräftige Tiefenmuskulatur nicht ausreichend stützen.

Tiefenmuskulatur

Für einen gesunden Rücken ist die Tiefenmuskulatur (autochthone oder innere Rückenmuskulatur) von besonderer Bedeutung. Sie bildet eine komplizierte Struktur, die alle Wirbel über mehrere Ansatzpunkte (Dorn- und Querfortsätze) miteinander verbindet. Kleine und kleinste Muskeln halten die Wirbelsäule aufrecht und sind an allen Bewegungen aktiv beteiligt, vor allem an den Rotationsbewegungen des Rumpfes. Eine kräftige Tiefenmuskulatur entlastet die Bandscheiben und Wirbelgelenke maßgeblich.

Die Tiefenmuskulatur des Rückens wird über das Spinalsystem gesteuert und lässt sich nur indirekt trainieren. Bewegungssysteme wie Yoga, Pilates oder Core-Training sind für das Training der Tiefenmuskulatur und als Basistraining für Sportler aller Ausrichtungen gut geeignet. Sie stabilisieren die Körpermitte und verbessern die Haltung.

Bauchmuskulatur

Die Muskulatur des Bauches besteht aus den seitlichen, schrägen Bauchmuskeln, den vorderen, geraden Bauchmuskeln und den hinteren, tiefen Bauchmuskeln. Die Bedeutung der Bauchmuskulatur für die Gesundheit des Rückens wird häufig unterschätzt. Bauchmuskeln richten das Becken auf, Grundvoraussetzung für eine gute Haltung, und entlasten die Lendenwirbelsäule: Beim Heben von schweren Gegenständen reduziert eine kräftige und richtig eingesetzte Bauchmuskulatur den Druck auf die Wirbelsäule maßgeblich.

GUT VERSORGTE MUSKELN

Erst durch die Rumpfmuskulatur bleibt die Wirbelsäule aufrecht. Sie sorgt dafür, dass der Rücken beweglich bleibt und will selbst bewegt werden. Körperliche Bewegung steigert die Stoffwechselrate in Muskelzellen. Nach einer einstündigen Bergwanderung mit der Bewältigung von einigen hundert Höhenmetern bleibt der Stoffwechselumsatz noch stundenlang erhöht.

Für den Aufbau der Ribosomen, den kleinen Proteinwerkstätten in der Muskulatur, ist in erster Linie Glukose nötigt. Deshalb legt der Körper in der Leber Glukose-Reserven an, das sogenannte Glykogen. Für ungenügende Trainingsleistungen ist oft Glukose- bzw. Glykogen-Mangel verantwortlich.

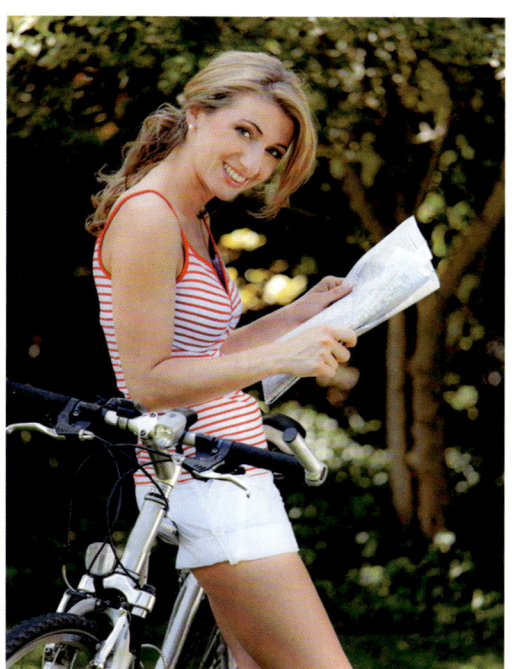

Glukose ist der Zündstoff für sämtliche Eiweißreaktionen im Körper. Während bei kurzer körperlicher Anstrengung vorwiegend Blutzucker als Energiestoff verheizt wird (so z. B. beim Sprint, beim Anheben von Gewichten oder beim Springen über ein Hindernis), wird bei Ausdauersportarten wie beim Walken oder Joggen zunächst Glukose, anschliessend Fett verbrannt.

*Mit dem Fahrrad in die Natur –
der Wirbelsäule zuliebe*

MUSKELN BRAUCHEN KEINE FITNESSSTUDIOS

❏ Die so genannten Gyms überbieten sich gegenseitig mit ihren Angeboten. Gerätegestützte Übungen machen den Rücken aber nicht automatisch gesünder.

❏ Oft werden lediglich oberflächliche Muskelgruppen auftrainiert, während die tiefen Muskeln, die differenzierte Stützfunktionen übernehmen, schwach bleiben.

❏ Gesünder ist es, sich natürlich zu bewegen. Yoga, Pilates und vergleichbare sanfte Sportarten trainieren die Tiefenmuskulatur intensiv. Auch das Sitzen auf beweglichen Stühlen kann einen Trainingseffekt auf die Tiefenmuskulatur des Rückens haben.

Die Wirbelsäule stärken

TRAINING FÜR EINEN GESUNDEN RÜCKEN

Durch gezieltes und konstantes Bewegungstraining kann man viel für seine Rückengesundheit tun. Wenn schon Schmerzen vorhanden sind, sollte das Training zumindest am Anfang unter Anleitung erfolgen. Es ist sinnvoll, sich Übungen zeigen zu lassen, die man später auch in Eigenregie durchführen kann. Wichtig ist auch, zunächst abzuklären, ob Veränderungen an der Wirbelsäule vorliegen und wenn ja, welche. Daraus können sich Einschränkungen oder Kontraindikationen gegenüber einzelnen Aktivitäten ergeben.

Wenn bei einem bestimmten Training Beschwerden auftreten, sollte man ebenfalls fachärztlich abklären lassen, wo mögliche Ursachen liegen können. Danach kann man gemeinsam mit dem Arzt darüber sprechen, welche Trainingsmöglichkeiten dennoch bestehen. Man sollte sich außerdem selbst fragen: Was tut mir gut? Was brauche ich, wann und in welcher Intensität? Das richtige Trainingsprogramm ist individuell und eine Frage der Selbstanalyse. Es ist von grundlegender Bedeutung, dass jeder für sich selbst erarbeitet, was ihm eine bestmögliche Verbesserung der körperlichen Leistungsfähigkeit bringt. Wenn jemand mit Nordic Walking gut zurechtkommt, ihm die Bewegung in der Natur gut tut und er sich dabei erholt – wunderbar! Braucht jemand mehr körperlichen Einsatz, sollte er eine andere sportliche Aktivität wählen. Es steht ja eine große Vielfalt von Möglichkeiten zur Verfügung.

DAS RICHTIGE TRAINING WÄHLEN

❏ Joggen belastet den Rücken moderat und kräftigt die Rückenmuskulatur. Um bereits bestehende Rückenschmerzen zu lindern, reicht es nicht aus.

❏ Schwimmen ist gut für den Rücken, aber nicht in jeder Form. Brust- und Rückenkraulen sind geeignet. Delphin nicht.

❏ Radfahren bringt dem Rücken relativ wenig, es belastet ihr moderat.

❏ Eher ungünstig für den Rücken sind alle Sportarten, die einseitig durchgeführt werden. Bei Rotationssportarten wie Tennis, Golf, Badminton oder Squash besteht die Gefahr, dass ausholende Arm- und Schulterbewegungen die Wirbelsäule überdehnen. Drehungen aus dem Rumpf und ein Hohlkreuz schaden dem Rücken ebenfalls.

❏ Mit sanften Sportarten wie Pilates kann man den Rücken gleichzeitig dehnen und die gesamte Rumpfmuskulatur stärken.

❏ Der Faktor Entspannung spielt bei Rückenschmerzen ebenfalls eine wichtige Rolle –Yoga verbindet Entspannung und Training.

❏ Das Training soll Freude bereiten. Es ist wichtig, so lange verschiedene Möglichkeiten auszuprobieren, bis man das Richtige gefunden hat.

Yoga

Dieses körperliche und spirituelle System entstammt den indischen Hindu-Schulen. Mönche entwikkelten unterschiedliche Yoga-Lehren. Am bekanntesten ist das Hatha-Yoga. Yoga dient der physischen und psychischen Gesundheit. Es kräftigt den gesamten Organismus und führt durch die bewusste Koordination von Atem und Bewegung zu tiefer Entspannung. Moderne Formen des Yoga haben die fernöstliche Lehre an westliche Bedürfnisse angepasst.

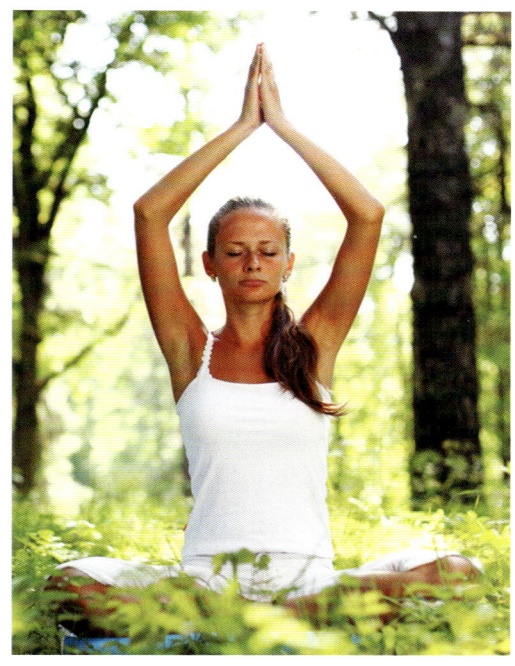

Verschiedene dynamische Yoga-Stile trainieren sehr wirksam die gesamte Muskulatur, auch die für den Rücken so wichtige gerade und schräge Bauchmuskulatur sowie die Tiefenmuskulatur. Es kommt darauf an, das für sich passende Übungssystem zu finden und darauf zu achten, die einzelnen Übungen (Asanas) richtig auszuführen.

Pilates

Das Fitnesskonzept Pilates wurde in der ersten Hälfte des 20. Jahrhunderts von dem deutschen Arzt Joseph Pilates entwickelt. Es hat inzwischen weltweit eine enorme Popularität erlangt. Pilates gehört mit Yoga zu den besten sanften Body-Shaping-Methoden. Es vermittelt dem gesamten Körper Kraft und Geschmeidigkeit. Die Methode kräftigt die Atmung und damit auch die Sauerstoffversorgung des Körpers. Pilates verbessert Körperhaltung und Wohlbefinden.

Feldenkrais

Die Feldenkrais-Methode arbeitet mit den beiden Grundsätzen „*Bewusstheit durch Bewegung*" und „*Funktionale Integration*", sowohl in Einzelarbeit mit einer Therapeutin als auch im Gruppenunterricht. Die Methode basiert auf Judo, auf der künstlerischen Körperschulung der 1920er Jahre sowie auf Erkenntnissen der manuellen Medizin. Im Mittelpunkt der Methode steht der bewusste Einsatz von günstigen Bewegungsmustern. Die Feldenkrais-Methode sensibilisiert die Körperwahrnehmung so weit, dass diese auch angemessen variiert werden kann. Beschwerden werden zu entsprechenden ungünstigen Bewegungsmustern zurückverfolgt. Der Begründer der Methode, Moshé Feldenkrais (1904-1984), ging davon aus, dass in Bewegung die Befindlichkeit der gesamten Person ihren Ausdruck findet. Hier setzte er das für die Selbstheilung relevante Veränderungspotenzial an.

Shiatsu

Diese Form der ganzheitlichen manuellen Körperarbeit basiert auf der Auffassung von Gesundheit als einem gleichmäßigen Fließen von Energie über die Meridiane und im Organismus. Shiatsu aktiviert die Selbstheilungskräfte des Menschen durch verschiedene Drucktechniken mit den Fingern, Ellbogen oder Knien. Die Methode wurde von dem Japaner Tokujiro Namikoshi entwickelt, der im Jahr 1940 die erste Shaitsu-Schule eröffnete.

Rolfing

Rolfing geht davon aus, dass es für jedes Individuum eine optimale Aufrichtung gibt, die, wenn sie gestört wird, zu Spannungen und Beschwerden führt. Der Zugang zu dieser Aufrichtung erfolgt über das Bindegewebe, die Faszien. Sie verändern sich laufend und stellen sich auf die Anforderungen ein, denen der Körper des Menschen ausgesetzt ist. Auf besondere körperliche Belastungen – wie etwa an den Gelenken – reagieren sie, indem sie zusätzliches Material produzieren. Dadurch stabilisieren sie den Körper. Dabei wird unter Umständen mehr Material produziert, als eigentlich notwendig wäre. Mit der Zeit wird dann die stabilisierende Wirkung so groß, dass sich Einschränkungen für die Bewegungsfreiheit ergeben. Rolfing stellt das Gleichgewicht wieder her.

Alexandertechnik

Die Alexandertechnik ist eine pädagogische Methode, die sich mit dem Erkennen und Ändern von Verhaltens- und Bewegungsmustern beschäftigt. Ihre Prinzipien helfen dabei, Gewohnheiten wahrzunehmen, die Haltung und Koordination stören. Besondere Bedeutung kommt dabei der Beziehung zwischen Kopf, Hals und Rumpf zu. Die Alexandertechnik verbindet mentale und körperliche Übungen mit dem Ziel, bestmögliche Aufrichtung bei gleichzeitig größtmöglicher Gelöstheit der Muskulatur zu erreichen. Entsprechend gilt für die ideale Bewegung: Maximale Wirksamkeit wird mit möglichst geringem Energieaufwand erreicht.

Gute Haltung im Alltag

WICHTIGE TIPPS FÜR EINEN GESUNDEN RÜCKEN

Unser Rücken ist in Alltag und Beruf vielfältigen Belastungen ausgesetzt. Fast jeder vierte Beschäftigte bewegt an seinem Arbeitsplatz schwere Lasten, jeder siebte arbeitet unter physiologisch ungünstigen Bedingungen. Immer größer wird der Anteil derjenigen, die sich am Arbeitsplatz zu wenig bewegen. Die Gefahr dabei: Die Muskulatur wird so stark geschwächt, dass sie das Skelett nicht mehr ausreichend stützen kann. Entscheidend ist das gesunde Mittelmaß: Unser Rücken soll nicht zuviel, aber auch nicht zu wenig belastet werden. Eine optimale Aufrichtung der Wirbelsäule ermöglicht der Muskulatur, ihre Stützfunktion zu erfüllen, schützt Wirbel und Bandscheiben vor Fehlbelastungen, für die sie naturgemäß nicht ausgelegt sind. Dies verhindert den frühzeitigen Verschleiß von Strukturen und Wirbelsäulenerkrankungen.

Mit unserer Körperhaltung richten wir uns gegen die Schwerkraft auf. Sie ist außerdem Ausdruck unserer Persönlichkeit, Ergebnis verschiedener physischer und psychischer Faktoren, die uns als Individuen auszeichnen:

— Alter und Geschlecht
— Körperbau, Form der Wirbelsäule und des Rückens
— Statur, Muskelqualität
— Leistungsfähigkeit der Muskulatur
— Trainingszustand
— Ernährung

— Krankheiten
— psychische Faktoren, Stimmungen
— soziale Faktoren, Bildung
— Körperbewusstsein

Eine gute Haltung ist keine Selbstverständlichkeit. Unsere Wirbelsäule haben wir von unseren jagenden und sammelnden Vorfahren geerbt, für den modernen Alltag ist sie nicht konstruiert. Durch Fehlhaltung bedingte Verspannungen und Schmerzen lassen sich dennoch vermeiden. Eine bewusste, aufrechte Körperhaltung ist dafür aber unabdingbar.

Becken

Richten Sie sich auf! Ihre Wirbelsäule ist länger als Sie denken. Bringen Sie Ihr Becken in eine aufrechte Position, es ist die Basis der Wirbelsäule und einer guten Körperhaltung. Nur über einem gut aufgerichteten Becken kann die Wirbelsäule ihre natürliche S-Form einnehmen. Eine günstige Stellung des Beckens kann vor allem den unteren Rücken enorm entlasten. Halten Sie Ihr Becken waagrecht und aufrecht. Lassen Sie es nicht nach vorne oder zur Seite kippen.

Nacken

Achten Sie darauf, dass die Hals- und Nackenmuskulatur Ihre Halswirbelsäule aktiv stützt. Knicken Sie die Halswirbelsäule nicht mit rundem Rücken ab. Das belastet Wirbelgelenke und Bandscheiben und führt auf Dauer zu Verspannungen der Nackenmuskulatur. Durch häufiges Abknicken der Halswirbelsäule kann die Durchblutung der Halswirbelsäulenarterie (Arteria vertebralis) vermindert sein, mit weiteichenden Folgen (z.B. Schwindel). Nutzen Sie alltägliche Situationen zu Hause, um die Hals- und Nackenmuskulatur zu stärken. Vermeiden Sie Haltungsfehler – Ihrer Wirbelsäule zuliebe!

Schultern

Ihre Schultern sollten eine neutrale Position einnehmen. Ziehen Sie die Schultern nicht hoch und lassen Sie sie nicht nach vorne zusammensinken. Rotieren Sie Ihre Schulterblätter eher ein wenig nach hinten und unten.

Rücken

Halten Sie Ihren Rücken gerade und vermeiden Sie Hohlkreuz und Rundrücken. Nur so kann Ihre Muskulatur Wirbel und Bandscheiben optimal bei ihrer Arbeit unterstützen. Nutzen Sie jeden Tag viele kleine Gelegenheiten um die Beweglichkeit Ihrer Wirbelsäule und Ihre Haltung zu verbessern.

Richtig heben

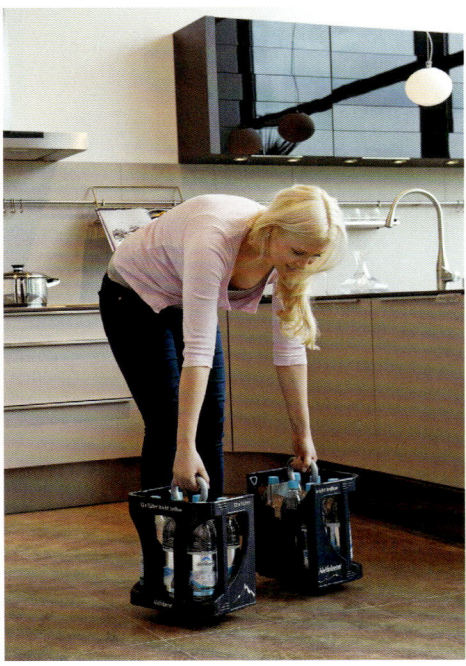 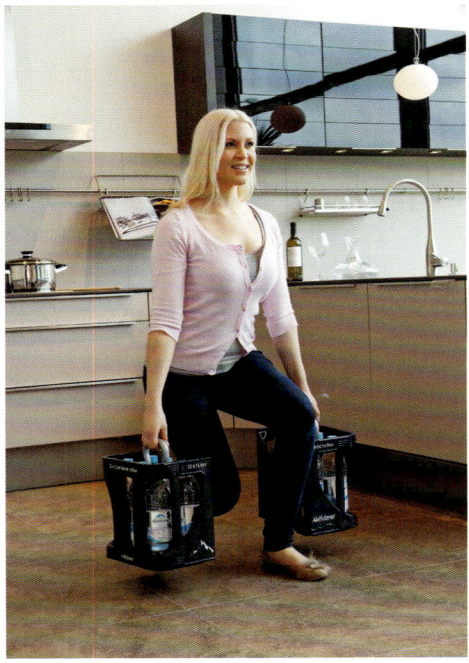

Falsch! Schwere Gegenstände nicht mit rundem Rücken anheben

Richtig! Nahe an die Last herangehen

Lasten verteilen

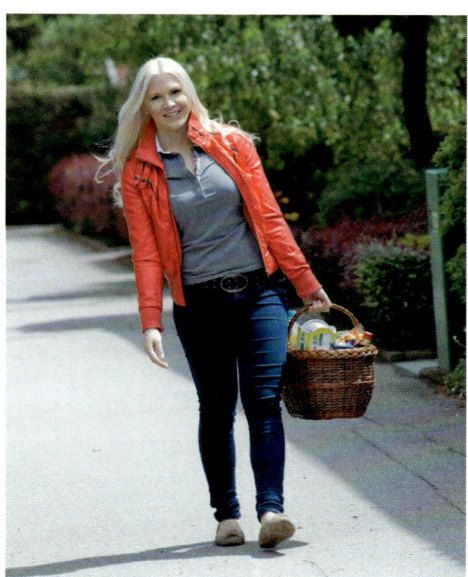

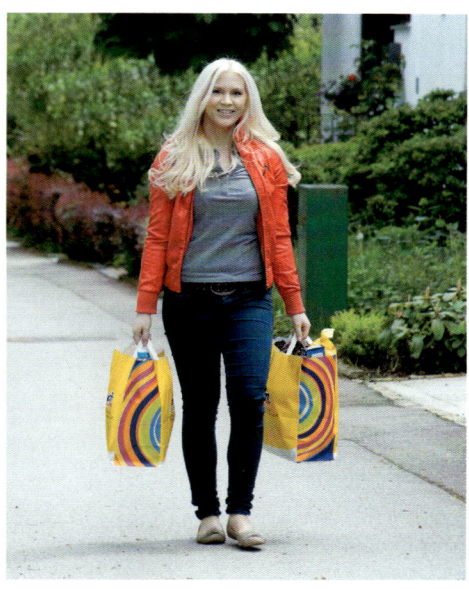

Falsch! Einseitiges Tragen belastet die Wirbelsäule

Richtig! Lasten lieber auf beide Seiten verteilen

Aufrecht staubsaugen

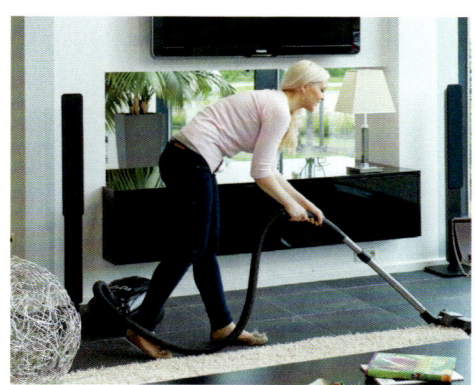

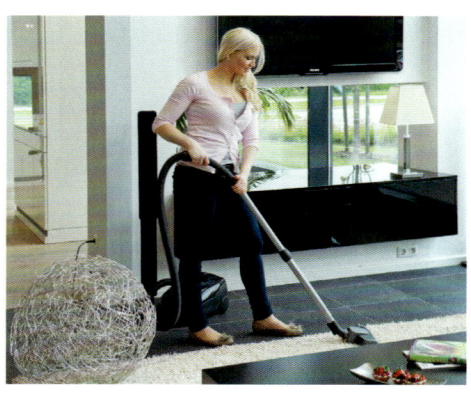

Falsch! Beim Saugen nicht zu weit vorbeugen

Richtig! Stets auf eine aufrechte Haltung achten

Schuhe binden

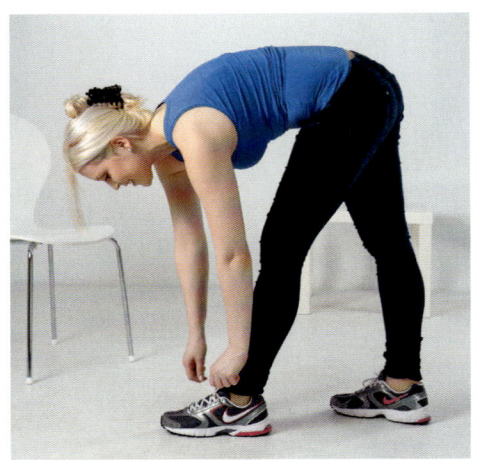

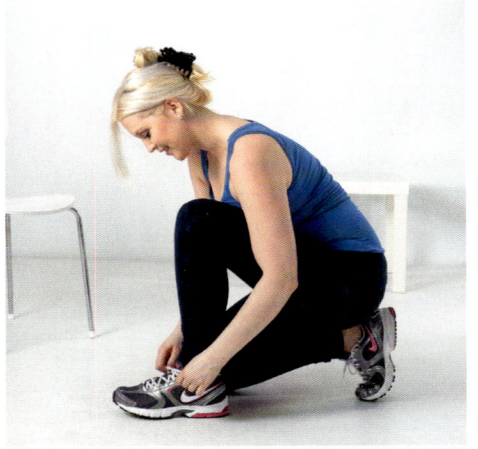

Falsch! Möglichst nicht mit gestreckten Beinen in die Knie gehen

Richtig! Beim Bücken lieber in die Knie gehen

Haare trocknen

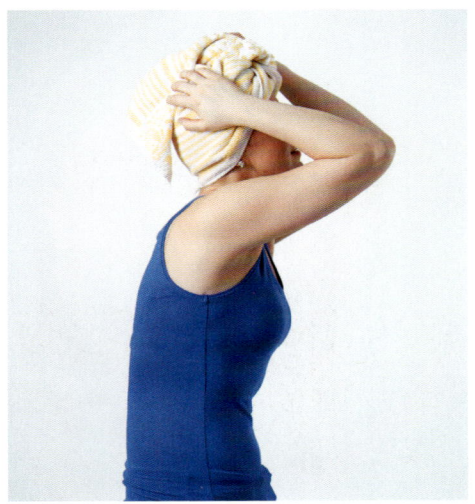

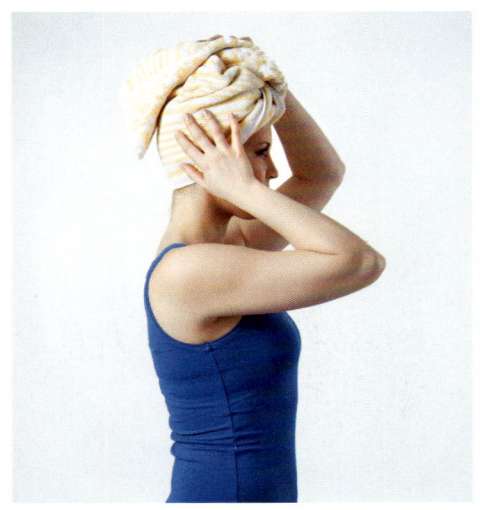

Falsch! Nicht mit gebeugtem Rücken trocken rubbeln

Richtig! Stets auf eine aufrechte Rückenhaltung achten

Über Kopf arbeiten

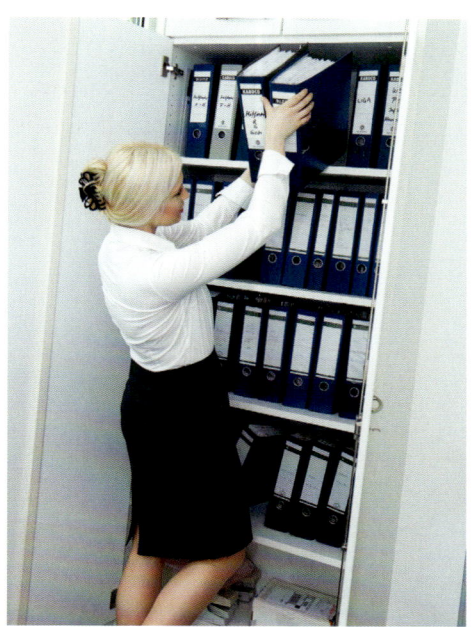

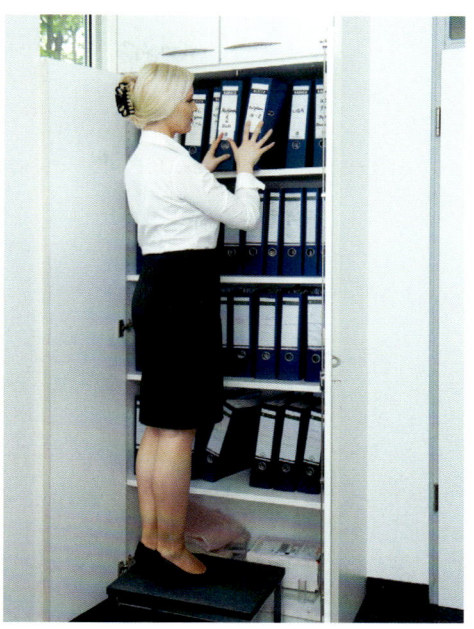

Falsch! Eine ungünstige Haltung belastet die Wirbelsäule

Richtig! Besser ist es, einen Schemel oder Hocker zu verwenden

Telefonieren

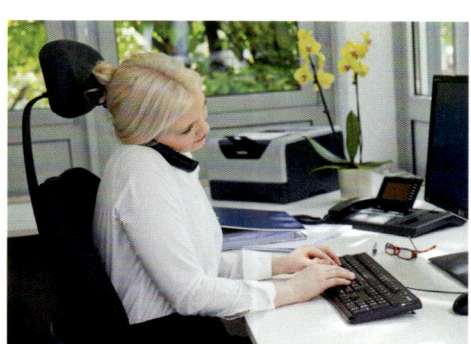

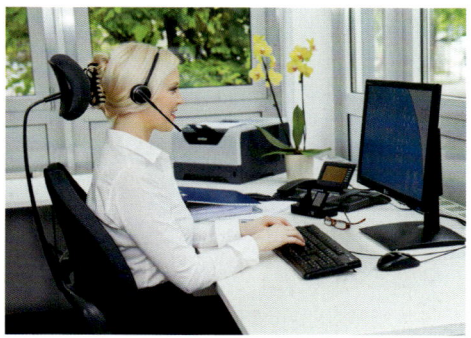

Falsch! Nicht das Telefon zwischen Ohr und Schulter klemmen

Richtig! Mit dem Headset bleibt die Haltung aufrecht

Ergonomie im Büro: Richten Sie Ihren Arbeitsplatz ergonomisch ein. Achten Sie auf eine günstige Höhe Ihres Tisches und des Bürostuhls. Ein ausreichend hoch platzierter Bildschirm macht es einfacher, den Rücken aufrecht zu halten. Wenn Sie beim Arbeiten am Computer leicht abwärts blicken, schont dies die Augen, die durch die Lider besser geschützt und außerdem besser befeuchtet werden.

Sitzhaltung im Auto

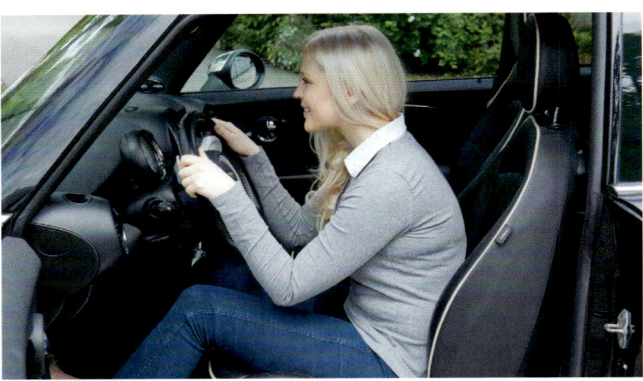

Falsch! Niemals nach vorne gekrümmt hinterm Lenkrad sitzen

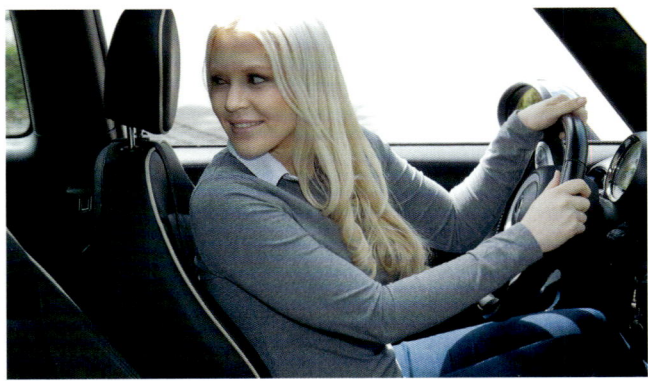

Richtig! Auch im Auto aufrecht sitzen. Richten Sie sich auf, bevor Sie über die Schulter schauen.

RÜCKENSCHMERZEN:
DAS WICHTIGSTE AUF EINEN BLICK

Rückenschmerzen kosten 50 Milliarden Euro jährlich

Rückenleiden zählen in Deutschland zu den folgenschwersten Gesundheitsproblemen, zusammen mit den Kosten für Nachbehandlungen oder Arbeitsunfall summieren sich diese Kosten auf jährlich weit über 50 Milliarden Euro.

Verlust der Lebensqualität

Rückenschmerzen treten in allen Altersgruppen und gesellschaftlichen Gruppen auf. Sie führen zu einem schwerwiegenden Verlust der Lebensqualität und einer Einschränkung der Erwerbsfähigkeit.

Ursachen weitgehend unbekannt

Im Gegensatz zu den gut erforschten und mit Studien untermauerten Phänomenen des Kopfschmerzes sind die Ursachen von Rückenschmerzen sehr komplex und liegen noch immer weitgehend im Dunkeln. Zu viele unterschiedliche Faktoren spielen bei der Entstehung oder Chronifizierung eine Rolle.

Psychosoziale Faktoren

Noch vor nicht allzu langer Zeit galten Rückenschmerzen als Resultat unvermeidlicher, degenerativer Prozesse. Dass Muskulatur und deren Stützfunktion für den Bewegungsapparat eine sehr wichtige Rolle spielen, wurde erst spät erkannt. Ebenso die Bedeutung psychosozialer Faktoren, wie z.B. Stress.

Schmerzen identifizieren

Der Begriff „unspezifischer Rückenschmerz" ist sehr allgemein, er besagt lediglich, dass keine schwerwiegenden Krankheiten als Schmerzursache auszumachen sind. Auch dem unspezifischen Rückenschmerz liegt eine eindeutige, wenn auch möglicherweise vielschichtige Ursache zugrunde, die es zu identifizieren gilt.

Wichtige Warnsignale

Wenn Rückenschmerzen auftreten, die mit einer Störung der Blase oder des Darms verbunden sind, ist ein unverzüglicher Therapiebeginn dringend angeraten. Ebenso bei Lähmungen, anhaltenden Schmerzen in Ruhe, Schmerzen mit Taubheit in einem Bein, Fuß, Arm, Fingern oder bei mit dem Schmerz einhergehendem hohen Fieber seit mehr als 24 Stunden.

Gefahr der Chronifizierung

Akute Rückenschmerzen ohne spezifische Ursache verschwinden nach einigen Tagen nicht selten von selbst. Halten die Schmerzen jedoch über einen längeren Zeitraum an, besteht die Gefahr der Chronifizierung. Der Körper merkt sich den Schmerz und reagiert zunehmend sensibler auf gleichbleibende Impulse der Schmerzfasern. Schmerzen, die drei Monate oder länger bestehen, gelten als chronisch.

Sorgfältige Diagnostik

Bildgebende Verfahren wie CT (Computertomogramm) oder MRT (Kernspintomographie) sind für die Diagnostik unabdingbar. Sie ermöglichen es, ernsthafte Erkrankungen als Schmerzursache auszuschließen. Anamnese, Labor und körperliche Untersuchung ergänzen die Diagnostik.

Aktive Patienten haben bessere Heilungschancen

Von Rückenschmerzen Betroffene greifen gern zu passiven Therapien wie Wärmeanwendungen oder Massagen. Seltener beginnen sie aus eigener Initiative mit aktiven Maßnahmen wie der Umstellung von Lebensweise und Ernährung sowie aktive Maßnahmen wie Wirbelsäulengymnastik oder Ausdauertraining. Gerade von solchen Maßnahmen ist eine anhaltende Verbesserung des Schmerzustandes aber eher zu erwarten.

Multimodale Schmerztherapie

Verschiedenartige Schmerzursachen erfordern verschiedenartige Therapieansätze. Die multimodale Schmerztherapie kombiniert je nach Krankheitsbild zum Beispiel Medikamente, minimal-invasive Therapien, Physiotherapie, Verhaltenstherapie und Ernährungsberatung.

Psychologische Begleitung

Chronische Schmerzpatienten bedürfen einer besonderen psychologischen Begleitbehandlung. Bei Arbeitsunfähigkeit sollte unverzüglich eine multimodale Therapie eingeleitet werden, mit dem Ziel, den Patienten in seiner emotionalen Notlage zu entlasten und die körperliche und soziale Funktionsfähigkeit zu verbessern.

Gemeinsam gegen den Schmerz

Die multifaktoriellen Ursachen von Rückenschmerzen können nur gemeinsam und zwischen den Spezialgebieten diagnostiziert und zufriedenstellend behandelt werden. Den größten Erfolg verspricht ein Teamgespräch von Ärzten unterschiedlicher Fachrichtungen zur Konzeption eines Therapieplans unter Beachtung bisher bereits durchgeführter Behandlungen und deren Ansprechen auf die Schmerzsymptomatik. Ein solches Vorgehen wird in der Nationalen Versorgungsleitlinie Kreuzschmerz gefordert, es ist Voraussetzung für eine nachhaltige wirksame Behandlung von Rückenschmerzen.

Glossar

4-D Wirbelsäulenvermessung
Hierbei handelt es sich um eine sanfte, strahlungsfreie diagnostische Methode das Knochengerüst vierdimensional mit einem Lichtraster zu vermessen. Die Daten werden in einen Computer eingespeist und sofort ausgewertet.

Analgosedierung
Dämmerschlafnarkose

Anamnese
Krankheitsvorgeschichte

antinukleare Antikörper
Laborwert zum Feststellen einer rheumatischen Erkrankung

Antiphlogistika
Als Antiphlogistika bezeichnet man Substanzen, die entzündungshemmend wirken

Anulus fibrosus
Fibröser Ring der die Zwischenwirbelscheibe (Bandscheibe) umringt

Arthrographie
Bild gebende Untersuchung, bei welcher Kontrastmittel in das zu untersuchende Gelenk gespritzt wird und anschließend Röntgenaufnahmen oder auch CT- oder MRT-Aufnahmen gemacht werden.

Arthrose
Arthrose nennt man den Verschleiß der Gelenke. Gelenkpartner von Gelenken sind mit einer schützenden Knorpelschicht überzogen. Durch Verletzungen, Entzündungen oder durch Verschleiß kann diese schützende Schicht angegriffen werden oder sich teilweise bis vollständig aufbrauchen.

Arthroskopie (Gelenkspiegelung)
Bei der Arthroskopie wird mittels eines kleinen Schnittes ein Endoskop mit einer Kamera in das zu behandelnde bzw. zu untersuchende Gelenk eingeführt. Über diese Sonde können dann mögliche Schäden diagnostiziert und behandelt werden.

Ballon-Kyphoplastie
Operationstechnik mittels derer eingebrochene Wirbelkörper wieder aufgerichtet werden können. Hierbei wird über Sonden ein Ballon in den gebrochenen Wirbelkörper eingeführt. Dieser Ballon wird aufgeblasen und das Aufrichtungsergebnis mittels Zement stabilisiert. Dies ist ein so genanntes minimal-invasives Verfahren, da es ohne großen Hautschnitt auskommt.

Bandscheibenvorfall (Prolaps)
Unter einem Bandscheibenprolaps versteht man die plötzliche oder langsam zunehmende Verlagerung von Bandscheibengewebe meist nach hinten in den Rückenmarkskanal (Spinalkanal) oder hinten-seitlich in Richtung Nervenwurzeldurchtrittsstelle. Hierbei kann es durch Druck auf Nervenwurzeln zu Schmerzen, Lähmungen und/oder Gefühlsstörungen kommen.

Bandscheibenvorwölbung (Protrusion)
Eine Vorstufe des Bandscheibenvorfalls ist die Protrusion. Durch eine abschnittsweise Schwächung des Anulus fibrosus weicht dieser dem Druck des Nucleus pulposus aus und wölbt sich über die Kontur des Wirbelkörpers hinaus. Der Faserring selbst bleibt dabei aber intakt. Eine Bandscheibenvorwölbung reicht manchmal bereits aus, um neurologische Ausfälle zu verursachen.

Bildwandler
Hierbei handelt es sich um ein mobiles Röntgengerät zur Durchleuchtung. Bei diesem Verfahren können ärztliche Instrumente präzise gesteuert und kontrolliert werden.

Bildwandler / bildwandlergesteuert
Röntgengerät, das mit Unterstützung von Rechnertechnik während eines operativen Eingriffs Röntgenbefunde auf einem Bildschirm darstellt

Blockwirbel
Unter Blockwirbelbildung versteht man das teilweise oder ganze Verschmelzen zweier benachbarter Wirbel.

Botulinum-Toxin-Behandlung
Bei chronisch schmerzhaften Muskelverspannungen ohne tiefer gehende Ursache, wie beispielsweise einen Bandscheibenvorfall, kann man dieses Toxin einsetzen, um eine anhaltende Muskelentspannung zu erzielen. Die Wirkung ist wesentlich länger anhaltend als bei anderen Medikamenten.

chirotherapeutisch/Chirotherapie
Dies bedeutet übersetzt behandeln mit den Händen (Manuelle Therapie). Eine Domäne hierfür ist beispielsweise das Einrenken von Wirbelgelenksblockaden.

Chondrose
Damit bezeichnet man einen Verschleiß des Bandscheibengewebes.

Chronisch
Unter dem Begriff »chronisch« versteht man Beschwerden die sich meist langsam entwickeln und lange anhalten

Computertomographie (CT)
Bei einer Computertomographie werden mit Röntgenstrahlen gezielte Schichtaufnahmen des Körpers in verschiedenen Ebenen erstellt und über den Computer errechnet.

degenerativ bedingte Hypertrophie
Unter Hypertrophie versteht man Volumen- oder Größenzunahme von Gewebe.

degenerativ/Degeneration
Degenerativ bedingt geschieht dies zumeist durch vermehrten Abrieb, wenn sich ein Gelenk auswalzt und zunehmend mehr Platz beansprucht.

discogener Schmerz
Beschwerden, die durch Schmerzfasern ausgelöst werden, welche in beschädigtes oder verschlissenes Bandscheibengewebe einsprossen.

Discographie
Bei der Discographie wird ein Kontrastmittel in die Bandscheibe gespritzt und im Anschluß ein Röntgenbild erstellt. Auf diese Weise lässt sich ein vorhandener Schaden sichtbar machen.

Endorphine
Hormone, die sich unter anderem auf die Stimmung auswirken.

Entzündungsmediatoren
Chemische Substanzen, die bei einer Gewebeschädigung freigesetzt werden und zu einem entzündlichen Effekt führen.

Epidurale Spülung
Bei einer Epiduroskopie kann über einen Katheter eine Spülung des Wirbelsäulen-Kanals, einer sog. Epiduralen Spülung, vorgenommen werden. Hierbei kann das entzündete Gewebe mit Medikamenten behandelt werden.

Epiduralraum
Der Inhalt des Rückenmarks oder des Spinalkanals lässt sich in mehrere Schichten aufteilen. Der Epiduralraum ist der Raum zwischen der Rückenmarkshaut und der bindegeweblichen Auskleidung des Spinalkanals.

Epiduroskopie
Die Epiduroskopie ist eine Spiegelung des Wirbelsäulenkanals. Eine kleine Kamera an der Spitze eines Katheters erlaubt dabei einen direkten Blick auf Schädigungen in diesem Bereich. Zudem können über den Katheter Spülungen vorgenommen und entzündetes Gewebe mit Medikamenten behandelt werden.

Facettendenervation
Bei einer Facettendenervation werden die Schmerzfasern der Gelenkkapsel verödet. Hierfür gibt es mehrere Verfahren, wie z.B. die Thermokoagulation.

Facettengelenkbehandlung
Lokale, gürtelförmige oder pseudoradikuläre Schmerzen gehen oft mit degenerativen Veränderungen im Bereich der Facettengelenke einher mit begleitenden entzündlichen Veränderungen. Bei diesem Verfahren wird unter Bildwandler- oder CT-Kontrolle ein Cortisonpräparat und ein Schmerzmittel unmittelbar in das schmerzende Gelenk gespritzt.

Facettengelenksarthrose
Die Veränderung der Wirbelsäulenstatik führt zu einer vermehrten Belastung der Facettengelenke, die knöcherne Anbauten entwickeln. Durch die Volumenzunahme können ebenfalls die Nervenwurzeln bedrängt werden. Dadurch kommt es zu einer Einengung des Spinalkanals mit neurologischen Symptomen.

Facettengelenksblockade

Veränderungen in den kleinen Wirbelgelenken können häufig zu Druckempfindlichkeit bzw. Bewegungsschmerzen führen. Bei der Facettengelenksblockade wird dieser Schmerz gezielt ausgeschaltet, um sicher zu gehen, dass der Verschleiß am Gelenk tatsächlich die Ursache für den empfundenen Schmerz ist. Dazu werden schmerz- und entzündungshemmende Stoffe durch eine Sonde und unter Bildwandler- oder CT-Kontrolle exakt in das betroffene Gelenk gespritzt.

Facetteninfiltration

Hierunter versteht man das gezielte Einspritzen in ein Wirbelgelenk.

Foramen intervertebralis

Zwischen den Wirbelbögen bleibt eine seitliche Öffnung, es ist das Foramen intervertebrale. Durch diese Öffnung treten die Spinalnerven aus der Wirbelsäule aus. Die aus dem Spinalkanal austretenden Spinalnerven teilen sich in vier Äste auf. Der Ramus meningeus versorgt sensibel die Rückenmarkshäute, den Wirbelkanal, sowie die vorderen Anteile der Gelenkkapsel der Facettengelenke.

Foramenstenose

Verengung des Nervenwurzelaustrittsloches

Ganglion

Füssigkeitsgefüllte Aussackung beispielsweise von Sehnen oder auch Gelenkkapseln

Gelenkblockierung

Bei einer geringen Verkantung von Gelenkflächen kann es zu einer schmerzhaften Muskelverspannung und Bewegungseinschränkung kommen.

Gelenkspiegelung (Arthroskopie)

Bei der Gelenkspiegelung wird mittels eines kleinen Schnittes ein Endoskop mit einer Kamera in das zu behandelnde Gelenk eingeführt. Über diese Sonde können dann mögliche Schäden diagnostiziert und mit speziellen Gertäten behandelt werden.

Hexenschuss

Auch Lumbago genannt, ist eine Kreuzschmerzattacke, die verschiedene Ursachen und Ausprägungen haben kann.

Hitzesondenbehandlung

Dies ist eine Methode zur Verödung von Schmerzfasern, bei welcher über Radiowellen Wärme erzeugt wird. Daher wird dieses Verfahren auch Hitzesondenbehandlung genannt.

Hohl-/Rundrücken

Vermehrte Krümmung der Wirbelsäule in der Seitenansicht

HWS-Distorsion

Zerrung der Halswirbelsäule, z.B. bei einem Autounfall, z.B. im Zusammenhang mit einem Auffahren auf ein stehendes Auto.

HWS-Schleudertrauma

siehe HWS-Distorsion

Injektion

Injektion nennt man das Einbringen von z.B. Medikamenten in den Körper mittels einer Injektionskanüle (Hohlnadel).

interdisziplinär

Zusammenarbeit mehrerer verschiedener Fachdisziplinen.

intradiscaler Schmerz

siehe auch diskogener Schmerz

intrathekale Pharmakotherapie

Hier kommen Medikamente zum Einsatz, welche die so genannte Blut-/ Hirnschranke passieren können oder aber innerhalb der so genannten harten Rückenmarkshaut (Dura mater) oder der Hirnhaut verabreicht werden.

Ischialgie

Als Ischialgie bezeichnet man einen in die Beine ausstrahlenden Schmerz.

Ischias / Ischiasnerv

Größter Nerv des Menschen, welcher sich aus den Nervenwurzeln zusammensetzt, die der unteren Lendenwirbelsäule und des oberen Kreuzbeins entspringen.

isometrisch

Bei einer Isometrie verändert sich die Länge nicht. Hier wird der Begriff verwendet für physiotherapeutische Übungen, bei dem sich der Muskel nicht sehr verkürzt oder verlängert.

Kälterezeptoren (Krause-Körperchen)
Spezielle Meßfühler für Temperaturschwankungen.

Katheter
Ein Katheter ist ein dünnes, schlauchartiges Instrument. Er kann mit verschiedenen Zusatzgeräten wie Kameras oder Wärmesonden versehen sein. Häufig kann durch den Einsatz eines Katheters eine offene Operation vermieden werden.

Kernspintomographie
Bei einer Kernspin-Tomographie erhält man Schnittbilder des Körpers ohne operativen Eingriff oder Röntgenstrahlenbelastung. Hierbei wird ein magnetisches Feld angelegt. Dieses gibt Aufschluss über den Wassergehalt des untersuchten Gewebes. So kann z.B. der Grad des Verschleißes einer Bandscheibe oder des Knorpelüberzuges im Gelenk dargestellt werden.

Knochenschwund = Osteoporose
Schwindende Knochenmasse, meist sowohl die Quantität als auch die Qualität betreffend.

Konservative Maßnahmen
Unter konservativen Maßnahmen versteht man Behandlungsformen, die ohne operativen Eingriff auskommen. Hierzu gehört z.B. Krankengymnastik, Physikalische Therapie, Schmerz stillende Spritzen oder orthopädisch-technische Hilfsmittel wie z.B. Stützmieder

Konventionelle Röntgendiagnostik
Röntgenaufnahmen der Wirbelsäule werden mindestens in zwei Ebenen angefertigt. Funktionsaufnahmen zeigen die Wirbelsäule bei Krümmung und Streckung und lassen die Beweglichkeit abschätzen. Aufnahmen im schrägen Strahlengang geben Aufschluss über eine, möglicherweise vorliegende abnorme Beweglichkeit der Wirbelkörper. Allerdings lassen sich bei der konventionellen Röntgendiagnostik nur die knöchernen Strukturen mit eventuellen degenerativen Veränderungen erkennen.

Kortex
Großhirnrinde

Kreuzdarmbeingelenk
Auch Iliosakralgelenk oder abgekürzt ISG genannt, ist ein wackelsteifes, elastisches Gelenk, welches die Darmbeinschaufeln und das Kreuzbein verbindet.

Kryotherapie
Behandlung durch Eisanwendung. Mittels Kryotherapie können beispielsweise auch Schmerzfasern durch Vereisung verödet werden.

Kyphose
»Als Kyphose bezeichnet man die normalerweise nur gering ausgeprägte, nach hinten gerichtete Krümmung der Brustwirbelsäule. Der Begriff kyphos stammt aus dem Griechischen und bedeutet ›gekrümmt‹, ›gebückt‹.«

Laminektomie
Hierbei werden ein oder mehrere Wirbelbögen samt der Dornfortsätze im Bereich der Lendenwirbelsäule entfernt. Dieser Eingriff wird zur Entlastung der Spinalnerven im Wirbelkanal bei einer vorliegenden lumbalen Spinalstenose durchgeführt.

Perkutane Lasernukleotomie
Dieses Verfahren beruht auf dem Prinzip der Volumenreduktion in der Bandscheibe. Zum Einsatz kommt heute meist ein medizinischer Dioden-Laser, der Licht im infraroten Bereich aussendet. Dieses Licht wird über eine Glasfaser ins Operationsfeld geleitet. Dazu wird wiederum eine Kanüle in das erkrankte Bandscheibenfach eingeführt und die Lage der Kanülenspitze mittels Röntgendurchleuchtung oder CT kontrolliert. Durch die Kanüle wird die Glasfaser des Lasers eingeführt und Teile des Nukleus gezielt durch einzelne Lichtblitze verkleinert.

Lendenlordose
Krümmung der Lendenwirbelsäule nach vorn.

Ligamenta flava/flavum
Gelbe Bänder, die sich im Rückenmarkskanal befinden (Spinalkanal).

Lokalanaesthetikum
Damit bezeichnet man ein Schmerz- beziehungsweise Betäubungsmittel, welches lokal an der Stelle, wo es verabreicht wird, wirkt.

Lordose

Als Lordose, abgeleitet von dem griechischen Wort lordos = vorwärts gekrümmt, bezeichnet man die nach vorn gerichtete Krümmung der Hals- und Lendenwirbelsäule.

Lumbago

»Als Lumbago bezeichnet man einen plötzlich auftretenden Rückenschmerz – im Volksmund auch ›Hexenschuss‹ genannt.«

Lumbale Spinalstenose

Hierbei handelt es sich um die meist altersbedingte Einengung des Spinalkanals (Wirbelkanals) z.B. durch einen Bandscheibenvorfall. Dadurch werden die im Spinalkanal verlaufenden Nerven in ihrer Funktion beeinträchtigt. Die Folge sind diffuse Rückenschmerzen, die in die Beine ausstrahlen können und ggf. Taubheitsgefühle im Gesäß und in den Beinen verursachen. Typisch ist dabei, dass die Symptome sich in gestreckter Haltung verstärken und in gekrümmter Haltung verringern. Häufig machen die Betroffenen beim Gehen einen Buckel.

Lumbalgie

Als Lumbalgie bezeichnet man den Rückenschmerz, der Ideal begrenzt auftritt und nicht ausstrahlt

Lumboischialgie

Unter Lumboischialgie versteht man den Kreuzschmerz der zusätzlich in die Beine ausstrahlt

Luxation

Verrenkung

manifest

Gesichert – in der Medizin wird der Begriff manifest vor allem dann gebraucht, wenn eine Erkrankung wie beispielsweise eine Osteoporose nicht verdachtsweise sondern gesichert besteht.

Manualtherapie

Siehe auch Chirotherapie, leitet sich von lateinisch manus (= Hand) ab und bedeutet das Behandeln mit den Händen.

Mikroskopische Laminotomie

Entfernen von Teilen des Wirbelbogens unter Zuhilfenahme eines Operationsmikroskops.

Mikro-Trokar

Darunter versteht man eine Röhre, meist aus Metall oder Kunststoff bestehend, durch welche Instrumente an das Operationsfeld hereingeführt werden und die dazu dient, den Operationskanal offen zu halten.

minimal-invasives Verfahren

Offene Operationen sind allgemein mit Risiken und einem längeren Aufenthalt im Krankenhaus verbunden. Minimal-invasive Verfahren wurden entwickelt, um eine offene Operation mit ihren möglichen Nachteilen und Risiken zu vermeiden und den Eingriff möglichst klein zu halten. Beispielsweise kommt hierbei ein Katheter oder eine Sonde zum Einsatz, der durch einen kleinen Schnitt oder Stich direkt in die Nähe der Wirbelsäule oder in die Wirbelsäule eingeführt wird und dort eine direkte Behandlung erlaubt. Hierbei haben Patienten meist keine Narbenbildung. Sie können zum Teil ambulant durchgeführt werden oder erfordern nur einen sehr kurzen Krankenhausaufenthalt. Sie werden zum Teil in Lokalanästhesie durchgeführt und erfordern meist keine Allgemeinnarkose. Besondere Röntgenverfahren dienen zur Steuerung und Überprüfung der therapeutischen Maßnahmen und des Therapieergebnisses.

Morbus Bechterew

Synonym Spondylitis ancylosans – Entzündliche Erkrankung, die zu Schmerzen und zu einer Einsteifung der Wirbelsäule führen kann.

Morbus Scheuermann

Unter dem Morbus Scheuermann versteht man eine vorwiegend bei männlichen Jugendlichen vorkommende Wirbelsäulenverkrümmung, die durch Wachstumsstörungen der Wirbelkörper und die Bildung von Keilwirbeln bedingt ist. Charakteristisch für die Erkrankung ist die Ausbildung einer verstärkten Kyphose, also eines Rundrückens, im Bereich der Brustwirbelsäule. Eine Abflachung der Lordose im Lendenbereich tritt dagegen sehr viel seltener auf.

MRT

MagnetResonanzTomographie, NMR (nuclear magnetic resonance), Kernspintomographie. Die Kernspin-Tomographie, auch Magnet-Resonanz-Tomographie (MRT) genannt, ist eine diagnostische Technik zur Darstellung der inneren Organe, Gewebe und Gelenke mit Hilfe von Magnetfeldern.

Muskelrelaxanzen

Präparate, die Muskel entspannend wirken.

Myelographie

Zur Sichtbarmachung des Rückenmarks und der Nervenwurzeln kann eine Myelographie durchgeführt werden. Hier wird mit einer Kanüle Röntgenkontrastmittel in den Duralsack gefüllt. Dadurch stellt sich das darin liegende Rückenmark und die Nervenwurzeln als Kontrastmittelaussparungen indirekt im Röntgenbild dar. Im Gegensatz zu den Schnittbildverfahren wird sie heute allerdings seltener eingesetzt.

Myogelosen

Muskelverhärtungen

Nervenirritation

Nervenreizung

Nervenwurzelaustrittslöcher

siehe auch Neuroforamen – Löcher, welche von 2 benachbarten Wirbeln gebildet werden, durch die die zugehörige Nervenwurzel den Rückenmarkskanal in die Peripherie verlässt.

Nervenwurzelinfiltration

Periradikuläre Therapie, PRT, hierunter versteht man das gezielte Umspülen einer zumeist gereizten Nervenwurzel durch eine Spritze.

Nervenwurzelreizung

siehe Nervenirritation

Neuraltherapie

Wird manchmal auch als so genanntes Quaddeln bezeichnet. Dabei werden über eine feine Nadel Lokalanästhetika unter die Haut gespritzt, um schmerzhafte Muskelverspannungen zu lösen.

neuroelektrisches Signal

Die Datenübermittlung erfolgt über elektrische Impulse.

neurologische Aufallserscheinungen

Können bei Reizung oder Schädigung eines Nerven auftreten, wie beispielsweise Lähmungserscheinungen, Taubheitsgefühle, Ameisenlaufen, Kribbelgefühle, Mißempfindungen, vermehrte Schweißneigung.

Neurologische Untersuchung

Zur gezielten Behandlung von Rückenschmerzen ist eine eingehende neurologische Untersuchung wichtig, weil sie Aufschluss über die betroffenen schmerzauslösenden Nerven gibt. Besonders bei Bandscheibenvorfällen kann auf diese Weise die Schwere der Nervenschädigung bestimmt und damit auch mit die Indikation zu einem eventuellen operativen Eingriff gestellt werden. Dazu werden die Reflexe, die Sensibilität, die Beweglichkeit und eventuell die Nervenleitgeschwindigkeit bestimmt. Die Schmerzausstrahlung lässt Rückschlüsse auf die beteiligten Nervenwurzeln zu. Die Überprüfung der Beinpulse soll eine Durchblutungsstörung in diesem Bereich ausschließen. Die Claudicatio intermittens (Schaufensterkrankheit) kann Schmerzen verursachen, die auf den ersten Blick Schmerzen von degenerativen Wirbelsäulenerkrankungen ähnlich sein können.

Neurolyse

Hierunter versteht man das mechanische oder medikamentöse Lösen eines gereizten oder bedrängten Nerven.

Neuropeptide

Dies sind Neurotransmitter, d.h. Datenüberträger auf Molekülbasis der Nerveninformationsweiterleitung.

Neurotransmitter

siehe auch Neuropeptide. Neurotransmitter sind chemische Botenstoffe zur Informationsübertragung im Nervensystem.

Neuroplastik

Form der Neurolyse, bei der beispielsweise ein Nervenverlauf geändert werden kann, um einen räumlich bedrängten Nerven zu entlasten.

nicht steroidale Antirheumatika

Rheumamedikamente, die nicht auf Kortisonbasis hergestellt werden.

Nozizeptoren/nozizeptiv
Schmerzempfänger – Das Gehirn oder das Rückenmark selbst besitzt z.B. keine Nozizeptoren, d.h. ist selbst nicht schmerzempfindlich.

Nucleus pulposus
Gallertkern, zentraler Teil der Zwischenwirbelscheiben, der die Knorpelzellen enthält.

Osteoblasten
Knochen aufbauende Zellen

Osteochondrose
siehe auch Chondrose. Bandscheibenveränderung, die die benachbarten knöchernen Begrenzungen der Wirbelkörper, d.h. die Deckplatte und die Grundplatte mit einschließen.

Osteoklasten
Knochen abbauende Zellen

Osteomyelitis
Bei der endogenen Osteomyelitis, auch hämatogene Osteomyelitis genannt, werden die Keime von einem Infektionsherd außerhalb des Knochens, z.B. aus den Kieferhöhlen, über den Blutweg in das Knochenmark verschleppt und siedeln sich dort an. Die exogene Osteomyelitis entsteht als Folge von Unfällen (= posttraumatisch) oder Operationen (= postoperativ). Dabei dringen Erreger von außen in den Knochen ein und breiten sich dort aus. Besonders gefährdet sind Regionen mit verminderter Durchblutung. Zu unterscheiden sind auch hier akute und chronische Verläufe.

Osteoporose
Unter Osteoporose versteht man eine Abnahme der Knochenmasse, -struktur und -funktion, der sog. Entkalkung, die zu einer schmerzhaften mechanischen Instabilität des Skelettes mit der Gefahr von Knochenbrüchen führt. Hierbei wird den Knochen kontinuierlich Calcium entzogen. Die wichtigsten Formen der Osteoporose sind die postklimakterische und die Altersosteoporose. Ganz allgemein liegt der Osteoporose ein Missverhältnis zwischen Knochenaufbau und -abbau zu Grunde.

Paraesthesien
»Gefühlsstörungen in Form von Kribbeln, Brennen oder z.B. ›Ameisen-laufen‹«

Pedikel
Damit werden im chirurgischen Sprachgebrauch die Gelenk tragenden Teile der Wirbelkörper bezeichnet.

Peridurale Schmerztherapie
Häufig lassen sich Rückenschmerzen nicht einer Nervenwurzel eindeutig zuordnen. In diesen Fällen eignet sich die peridurale Therapie. Unter Röntgen- oder CT-Kontrolle führt der Arzt eine dünne Kanüle in den fettgefüllten Raum der den Duralsack im Spinalkanal einschließt ein und setzt dort eine Medikamentendepot bestehend aus Cortison als Depotpräparat und einem Schmerzmittel.

periradikuläre Diagnostik
Siehe auch Therapie – Wenn eine spezielle Nervenwurzel als Verursacher der Schmerzen angesehen wird, kann mittels einer gezielten Einspritzung eines lokalen Betäubungsmittels an diese Nervenwurzel festgestellt werden, ob der Schmerz danach abnimmt und somit der Verdacht bestätigt wird.

Periradikuläre Schmerztherapie
Zur Behandlung von Schmerzen, die sich auf eine bestimmte Nervenwurzel zurückführen lassen wird dieses Verfahren angewandt. Dazu wird eine dünne Kanüle unter Kontrolle durch ein Durchleuchtungsgerät oder Computertomographen vom erfahrenen Arzt bis dicht an die betroffene Nervenwurzel herangeführt. Dann wird ein Schmerzmittel und Cortison als Depotpräparat unmittelbar an die Nervenwurzel gespritzt. Dadurch wird eine Abschwellung der Nervenwurzel, eine Entzündungshemmung und eine Schmerzunterbindung erreicht.

perkutan
Durch die Haut

Perkutane Nukleotomie
Dieses Verfahren ist besonders geeignet für Patienten mit beinbetonten Rückenschmerzen und einer Symptomatik die sich auf eine Wurzel zurückführen lässt. Unter CT-Kontrolle wird dazu eine Kanüle eingebracht und durch den Anulus fibrosus hindurch bis ins Bandscheibenfach vorgeschoben. Anschließend wird mit einem Sauggerät der Nucleus pulposus teilweise abgesaugt. Insgesamt werden auf diese Weise 1-5g Bandscheibenmaterial abgetragen.

perkutane Thermokoagulation
Hitzesonde

Phantom- oder Stumpfschmerz
Schmerzen, die auf Falschmeldungen von Nerven beruhen oder durch das Schmerzgedächtnis beeinflusst werden. Bekanntes Beispiel ist der Schmerz in einem Fuß oder in einer Hand, welche wegen einer Amputation gar nicht mehr vorhanden ist.

Physiotherapie
Korrekter Begriff des häufiger angewandten Begriffs der Krankengymnastik.

Polyneuropathie
Krankheitsbild, bei dem vor allem feine Schmerzfasern durch Stoffwechselstörungen geschädigt werden und zu Beschwerden führen.

Postnukleotomiesyndrom
Anhaltende Beschwerdesymptomatik nach einer Bandscheibenoperation.

postoperativ
Zustand nach Operation.

präoperativ
Zustand vor Operation.

Prophylaxe
Eine spezifische Vorsorge, die vor einem Bandscheibenvorfall schützt, gibt es nicht. Dennoch kann man durch eine Veränderung der Lebensweise das Risiko verringern. Dazu gehört eine Kräftigung der Rückenmuskulatur durch Training. Ferner ist eine richtige Arbeitshaltung besonders bei Tätigkeiten im Haushalt und Berufsleben notwendig. Schwere Gegenstände sollten aus hockender Position mit durchgestrecktem Rücken angehoben werden. Beim Staubsaugen sollte das Saugrohr so eingestellt werden, dass eine aufrechte, entspannte Arbeitsposition eingehalten werden kann. Bei überwiegend sitzender Tätigkeit ist es sinnvoll in kürzeren Abständen aufzustehen und umherzulaufen. Speziell für diese Berufsgruppe gibt es auch Programme mit Entspannungsübungen. Eine ergonomische Gestaltung der Sitzgelegenheiten mit Höhenverstellbarkeit der Sitzfläche und der Sitzlehnen kann zu einer Schonung der Wirbelsäule beitragen.

pseudoradikulärer Schmerz
Beim pseudoradiklären Schmerz sind Veränderungen im Bereich der kleinen Wirbelgelenke meist die Ursache. Beim radikulären Schmerz wird die Nervenwurzel z.B. durch Kompression durch einen Bandscheibenprolaps gereizt.

Racz-Katheter
Die Schmerzkatheter-Behandlung nach Prof. Racz dient zur Behandlung von schmerzenden Veränderungen im Bereich des Wirbelsäulenkanals. Dabei wird durch eine natürliche Knochenöffnung im Steißbein ein spezieller Katheter in den Wirbelkanal eingeführt. Diesen platziert der Arzt unter Röntgenkontrolle exakt an der entzündeten und eingeengten Stelle des Nerven. Dort werden über den Katheter verschiedene entzündungshemmende, schmerzstillende und narbenlösende Substanzen direkt an den Ort des Schmerzes gebracht. Zusätzlich wird mit konzentrierter Kochsalzlösung das umliegende Gewebe entwässert und geschrumpft, damit es nicht mehr auf den Nerven drücken kann.

radikulärer Schmerz
Beim radikulären Schmerz wird die Nervenwurzel z.B. durch Kompression durch einen Bandscheibenprolaps gereizt. Beim pseudoradiklären Schmerz sind Veränderungen im Bereich der kleinen Wirbelgelenke meist die Ursache.

Radikulopathien
Beschwerden, die durch Schädigungen von Nervenwurzeln ausgelöst werden.

redzidivierend
Unter rezidivierenden Schmerzen versteht man periodisch, in gewissen Zeitabständen wiederkehrende Beschwerden

Revisions-Operation
Neuerliche Operation im selben Gebiet, um beispielsweise einen Bluterguß auszuräumen oder neuerlich ausgetretenes Bandscheibengewebe.

rheumatoide Arthritis
Einer der häufigsten Vertreter aus der großen Krankheitsgruppe der rheumatischen Erkrankungen.

rudimentäre Rippe
Damit bezeichnet man einen Rippenstummel.

Schmerzrezeptoren
Schmerzfühler, das heißt Stellen, an denen ankommende Schmerzreize verarbeitet und eventuell weitergeleitet werden.

Schnittbildverfahren
Das Rückenmark und die Nervenwurzeln werden direkt nur durch die Schnittbildverfahren, der Computertomographie und der Magnetresonanztomographie sichtbar. Eine zusätzliche intravenöse Kontrastmittelgabe erleichtert bei diesen beiden Verfahren die Abgrenzung entzündlicher Prozesse.

Spinalkanal
Jeder Wirbelkörper hat zum Rücken hin einen Wirbelbogen. In ihrer Gesamtheit bilden sie den Spinalkanal in dem das Rückenmark verläuft. Die beiden Querfortsätze und der durch die Haut tastbare Dornfortsatz sind die Anheftungspunkte für die Rückenmuskulatur. Die Dornfortsätze sind nach unten geneigt und liegen dachziegelartig übereinander. Jeder Wirbelbogen hat außerdem vier Gelenkfortsätze, die mit dem darüber und darunter liegenden Wirbel ein Gelenk (Facettengelenk) bilden, welches die Beweglichkeit der Wirbel gegeneinander ermöglicht, aber auch in bestimmte Richtungen einschränkt.

Spinalkanalstenose
Verengung des Spinalkanals

Spinalnerven
Dieser Begriff wird mit den Nervenwurzeln gleichgesetzt.

Spondylarthrose
Darunter versteht man eine Arthrose der kleinen Wirbelgelenke.

Spondylitis ancylosans
Siehe Morbus Bechterew

Spondylolisthesis
Gleitwirbelbildung

Spondylolyse
Dies ist oft der Beginn beziehungsweise die Voraussetzung für ein Wirbelgleiten und entsteht durch eine Spaltbildung in den Wirbelbögen. Dies geschieht vor allem während der Pubertät. Später kann es aber auch durch Abnutzung zu einem Wirbelgleiten kommen.

Stenose
Verengung

steroidal
Kortisonhaltig

Stufenlagerung
Hierunter versteht man die Lagerung eines Kreuzschmerzleidenden, bei welchem die Hüft- und die Kniegelenke 90 Grad abgewinkelt werden, d.h. das beispielsweise ein Kissen oder ein Würfel unter die Unterschenkel gelegt wird.

subkutan
unter die Haut injiziert

Synapsen
Feingewebliche Struktur, welche die Neurotransmitter enthält.

Szintigraphie
»Die Szintigraphie ist eine nuklearmedizinisch Untersuchung, bei der Radionuklide (radioaktive Substanzen) in den Körper eingebracht werden. Nach der Verabreichung spezieller Radionuklide reichern sich diese im zu untersuchenden Organ oder Gewebe an. Diese senden Gamma-Strahlung aus, wenn sie in ihren stabilen Grundzustand übergehen und können dann als Bild im Szintigramm dargestellt werden.«

temporärer Schmerzschrittmacher
Vorübergehendes Einsetzen eines speziellen Elektrodensystems in die Nähe des Rückenmarks, welches dann mit einem externen Impulsgeber gekoppelt wird (SCS-System).

Thermokoagulation der Wirbelgelenke (Facettengelenke)

Diese Behandlung wird auch Thermosonden-Behandlung genannt. Steht eine degenerative Veränderung eines Wirbelgelenks als Ursache für den Rückenschmerz fest, kann eine Hitzesondenbehandlung der Wirbelgelenke durchgeführt werden. Unter Bildwandler- oder CT-Kontrolle bringt man eine Thermosonde in den Bereich der schmerzenden Nervenfasern. Daraufhin wird der Nerv zur Kontrolle kurz stimuliert, bevor ein örtliches Betäubungsmittel gegeben und die Sondenspitze erhitzt wird. Auf diese Weise wird ein kleiner Bereich verödet, so dass die Leitung der Schmerzfasern unterbrochen wird.

Tinnitus

Ohrgeräusche

Tractus Spinothalamicus

Teile des Rückenmarks

transdermale Therapie

Damit wird eine Therapieform bezeichnet, bei welcher über die Haut Medikamente aufgenommen werden.

transkutane elektrische Nervenstimulation (TENS)

Hierbei wird durch ein spezielles Gerät Reizstrom über die Haut weitergeleitet. Damti werden vor allem Muskelverspannungen behandelt.

Triggerpunkte

Spezielle Punkte, bei denen beispielsweise Störungen des Muskeltonus getestet werden können. Diese Punkte macht man sich in vielen Therapieformen zunutze, wie auch in der chinesischen Medizin, z.B. der Akupunktur usw.

Vertebroplastie

Vergleiche auch Kyphoplastie. Minimal-invasives Verfahren über Sonden zum Stabilisieren eingebrochener Wirbelkörper. Der Unterschied zur Kyphoplastie besteht darin, dass kein Ballon eingeführt wird, sondern über Sonden der Zement direkt in den eingebrochenen Wirbel eingeführt wird und dieser somit stabilisiert wird.

Wärmerezeptoren (Ruffini-Körperchen)

Temperaturfühler der Haut

Wirbelgelenksblockade

Veränderungen in den kleinen Wirbelgelenken können häufig zu Druckempfindlichkeit bzw. Bewegungsschmerzen führen. Bei der Wirbelgelenksblockade kann gezielt mit Chirotherapie, manueller Therapie oder Physiotherapie behandelt werden.

Wirbelgleiten

Siehe auch Spondylolisthesis

Wirbelsäule

Die Wirbelsäule (medizinisch: Columna vertebralis) bezeichnet das bewegliche Achsenskelett des Körpers. Die Wirbelsäule besteht aus den Wirbeln, den Bandscheiben (= Zwischenwirbeln) und dazugehörigen Bändern, deren Aufgabe es ist, die Wirbelsäulenstrukturen zu verbinden und zu stabilisieren. Die menschliche Wirbelsäule besteht ursprünglich aus insgesamt 32-33 Wirbelknochen und setzt sich aus 7 Halbwirbeln der sog. Halswirbelsäule, 12 Brustwirbeln der sog. Brustwirbelsäule und 5 Lendenwirbeln der sog. Lendenwirbelsäule sowie 5 Kreuz- und Steißbeinwirbeln zusammen. Die zuletzt genannten Wirbel verschmelzen im Alter von 20 bis 25 Jahren zu Kreuz- und Steißbein. Zwischen der Wirbelknochen liegen die Bandscheiben, deren Hauptaufgabe darin besteht, starke Bewegungen abzufedern. Gemeinsam mit den Wirbelkörpern bilden Wirbelkörper und Bandscheibe eine elastische »Säule«. Jeder Wirbelknochen besteht aus einem Wirbelkörper (Corpus), dem Wirbelbogen (= Arcus), der sich an den Wirbelkörper anschließt und den sog. Fortsätzen, die die Kraft der Muskulatur auf die Wirbel aber auch auf die Gelenkfortsätze übertragen. Der Wirbelkanal enthält das Rückenmark.

Wurzelreizsyndrom

Damit bezeichnet man meist den chronischen Zustand einer Nervenwurzelreizung, welche sich durch ausstrahlende Schmerzen und eventuell auch Kribbelgefühl bemerkbar macht.

Stichwortverzeichnis

ENDLICH SCHMERZFREI! NEUE STRATEGIEN GEGEN RÜCKENSCHMERZEN

© 2013 by Klaus Oberbeil Verlag

2. Auflage 2014

ISBN 978-3-9813597-1-8

Cover Design: FORMER 03 GmbH, München

Satz: kretschmann2, 83043 Bad Aibling

Fotos: Monika Wrba mit freundlicher Unterstützung von ASMO-Küchen in Unterhaching,

Dr. Schneiderhan, Pixmac, Fotolia, Oberbeil

Gedruckt auf recyclebarem Papier